W0257642

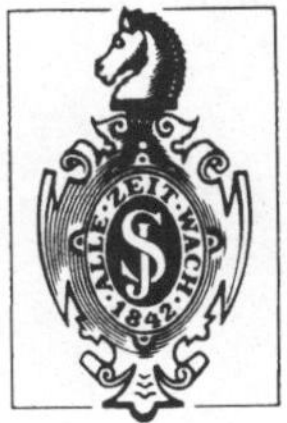

Kurt Heininger

In-vitro- und in-vivo-Untersuchungen zur selektiven Immunadsorptionsbehandlung neurologischer Erkrankungen

Mit 46 Abbildungen und 6 Tabellen

Springer-Verlag
Berlin Heidelberg New York
London Paris Tokyo
Hong Kong Barcelona
Budapest

Priv.-Doz. Dr. med. Kurt Heininger
Medizinisch-wissenschaftliche Abteilung
Troponwerke GmbH & Co. KG
Berliner Straße 156
W-5000 Köln 80
Bundesrepublik Deutschland

ISBN-13:978-3-642-77093-7   e-ISBN-13:978-3-642-77092-0
DOI: 10.1007/978-3-642-77092-0

Die Deutsche Bibliothek – CIP-Einheitsaufnahme
Heininger, Kurt: In-vitro- und in-vivo-Untersuchungen zur selektiven Immunadsorptionsbehandlung
neurologischer Erkrankungen: mit 6 Tabellen/Kurt Heininger. – Berlin; Heidelberg; New York; London; Paris; Tokyo; Hong Kong; Budapest: Springer, 1993
   (Schriftenreihe Neurologie, Bd. 33)
   ISBN-13:978-3-642-77093-7
NE: GT

Satz: Reproduktionsfertige Vorlage vom Autor
25/3130–5 4 3 2 1 0 – Gedruckt auf säurefreiem Papier

Inhaltsverzeichnis

Verzeichnis der Abkürzungen

AChR	Azetylcholinrezeptor
Ak	Antikörper
A-PVA	Aminopyrazolpyrimidin-Polyvinylalkohol
Butx	alpha-Bungarotoxin
CIDP	chronische inflammatorische demyelinisierende Polyneuritis
GBS	Guillain-Barré Syndrom
IA	Immunadsorption
IgG	Immunglobulin G
MAP	Muskelaktionspotentiale
MG	Myasthenia gravis
NAP	Nervenaktionspotentiale
NLG	Nervenleitgeschwindigkeit
PBS	Phosphat-gepufferte Salzlösung
PNP	Polyneuropathie
PP	Plasmapherese
P-PVA	Phenylalanin-Polyvinylalkohol
SD	Standardabweichung
T-PVA	Tryptophan-Polyvinylalkohol

1 Einführung

1.1 Autoimmunerkrankungen

Die Hauptaufgabe des Immunsystems besteht darin, körperfremde Organismen oder Substanzen zu binden, zu inaktivieren und schließlich zu eliminieren. Als Träger der Immunabwehr stehen dazu zelluläre und humorale Faktoren zur Verfügung. Voraussetzung für ein Funktionieren des Systems ist die Unterscheidung zwischen FREMD und SELBST. Das Immunsystem muß die körpereigenen Substanzen, die Antigene, als solche erkennen und darf gegen sie keine Immunreaktion aufbauen (Selbsttoleranz). Entwicklung und Aufrechterhaltung der Selbsttoleranz ist nach heutiger Auffassung ein aktiver Vorgang. Dieses System der Selbsttoleranz kann aber durch Störungen des Immunsystems selbst oder durch Veränderungen in der Struktur eines Selbstantigens durchbrochen werden, so daß sich Autoimmunreaktionen mit der Folge organspezifischer oder systemischer, nicht-organspezifischer Autoimmunerkrankungen entwickeln (Klein 1982; Roitt et al. 1985).

In der Neurologie kennen wir eine ganze Reihe gesicherter oder vermuteter organspezifischer Autoimmunerkrankungen mit humoral oder zellulär vermittelter Pathogenese (Leibowitz u. Hughes 1983; Toyka 1987; Aarli et al. 1987).

1.1.1 Myasthenia gravis

Die Myasthenia gravis (MG) nimmt unter diesen Erkrankungen eine Sonderstellung ein. Sie war die erste Autoimmunerkrankung, deren Antigen, der Azetylcholinrezeptor (AChR), auf molekularer Ebene definiert werden konnte und an deren Erforschung in der Folge viele Konzepte und Arbeitsmethoden, auch für andere Autoimmunerkrankungen beispielhaft, erarbeitet werden konnten (Vincent 1980).

Die MG ist eine neuromuskuläre Erkrankung, die durch Schwäche und belastungsabhängige vorzeitige Ermüdung der Skelettmuskulatur gekennzeichnet ist. Bevorzugt sind die Augenmuskeln betroffen, gefolgt von Gesichts-, Extremitäten-, und zuletzt Atemmuskulatur. Der Verlauf ist chronisch-schubförmig mit z. T. lebensbedrohlichen Krisen. Die Häufigkeit der Erkrankung wird mit 1:20000 bis 1:30000 angegeben (Oosterhuis 1984).

Schon 1960 hatte Simpson aufgrund verschiedener klinischer, epidemiologischer und laborchemischer Befunde die Hypothese aufgestellt, daß es sich bei der MG um eine Autoimmunerkrankung handeln könnte. Mehrere entscheidende Befunde konnten dann innerhalb kurzer Zeit dieses Konzept bestätigen:

1. Bei dem Versuch, durch Immunisierung von Kaninchen mit hochgereinigtem AChR aus elektrischen Organen von Fischen Antikörper (Ak) gegen AChR herzustellen, induzierten Patrick u. Lindstrom (1973) und unabhängig davon Sugiyama et al. (1973) in den Versuchstieren ein Myasthenie-ähnliches Krankheitsbild.

2

2. Durch passive Übertragung von Immunglobulin G (IgG) aus Patientenseren lang es Toyka et al. (1975) bei Mäusen typische Symptome der MG zu erzeugen.

3. Lindstrom et al. und Mittag et al. entwickelten 1976 Immunpräzipitations-assays zur quantitativen Bestimmung von Azetylcholinrezeptor-Antikörpern (AChR-Ak), mit denen sie im Serum von fast 90 % der Patienten mit MG erhöhte Ak-Titer feststellen konnten.

4. Engel et al. (1977, 1979) konnten schließlich IgG und Komplementfaktoren an der myasthenischen Endplatte nachweisen und damit die lokale Immunreaktion gegen AChR in situ belegen.

Damit war die Bedeutung von AChR-Ak bei der MG gezeigt: durch den Angriff pathogener Auto-Ak auf den AChR der motorischen Endplatte kommt es zu einer Verminderung, evtl. auch Blockierung der postsynaptischen AChR mit der Folge einer neuromuskulären Transmissionsstörung (Abb. 1).

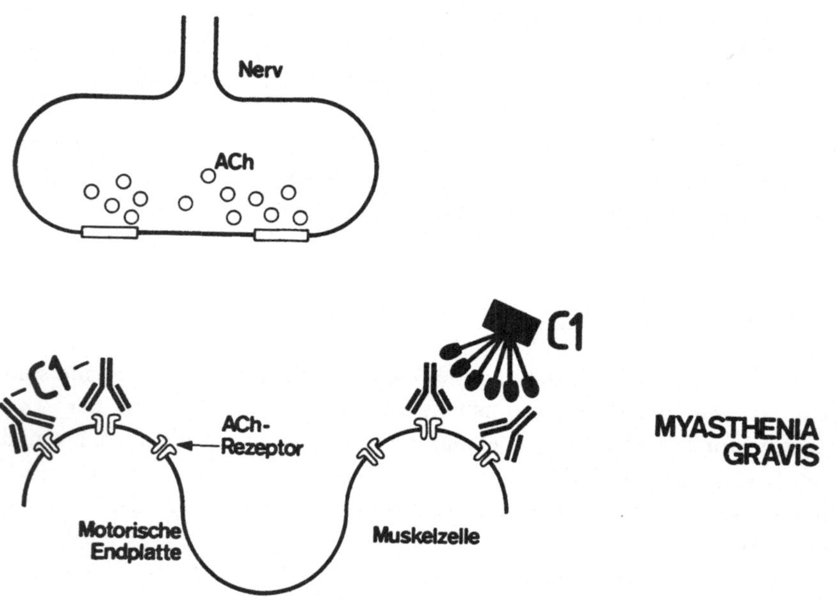

Abb. 1. Antikörperinduzierte Pathogenese der Myasthenia gravis. Schematische Darstellung der Bindung von Autoantikörpern an postsynaptische Azetylcholinrezeptoren mit Aktivierung des Komplementsystems

Naturgemäß gewannen diese Befunde nachhaltigen Einfluß auf die Therapie der Erkrankung. Das bis in die 60er Jahre verfügbare Instrumentarium einer rein symptomatischen Therapie mit Cholinesterasehemmern (seit Walker, 1934) ergänzt durch Thymektomie (Schumacher u. Roth 1912; Adler 1937; Blalock 1944; Viets u. Schwab 1960), wurde schon bald nach den Thesen Simpsons durch Glukokortikosteroide (von Reis et al. 1966; Warmolts et al. 1970) und Azathioprin (Delwaide et al. 1967; Mertens et al. 1969) erweitert, war aber erst nach den neuen experimentellen Befunden auf eine rationale Basis gestellt. Als innovatives Therapieverfahren wurde auf dem Boden der Passiv-Transfer-Versuche schließlich der Plasmaaustausch mit der Möglichkeit einer direkten, kurzfristigen Entfernung der AChR-Ak in die Behandlung der MG eingeführt (Pinching et al. 1976).

1.1.2 Chronische Polyneuritis

Die chronische Polyneuritis und die chronisch rezidivierende Polyneuritis (englisch: chronic inflammatory demyelinating polyradiculoneuropathy, CIDP) wird ebenfalls als Autoimmunerkrankung angesehen, wenn sie auch bisher nicht als solche bewiesen ist. Erst in letzter Zeit ist die CIDP als nosologische Entität erkannt und vom akuten Guillain-Barré-Strohl Syndrom (akutes GBS) abgegrenzt worden, von dem sie sich durch klinischen Verlauf, Assoziation mit HLA-Antigenen, histologischen Befund, Therapiemöglichkeiten und Prognose unterscheidet (Dyck u. Arnason 1984). Klinisch ist die Krankheit durch eine gewöhnlich symmetrische, distal betonte motorische Schwäche und durch sensible Ausfall- und Reizerscheinungen gekennzeichnet. Der Verlauf ist zum Unterschied vom akuten GBS variabler, man findet langsam progrediente, schrittweise progrediente und remittierende Verlaufsformen, die Patienten berichten auch seltener von vorausgehenden Infektionen (Dyck et al. 1975; McCombe et al. 1987). Diagnostisch wegweisend ist bei beiden Formen der Polyneuritis die erhöhte Proteinkonzentration im Liquor cerebrospinalis bei normaler Zellzahl, sowie die Nervenleitgeschwindigkeit, die meistens deutlich verlangsamt ist.

Erste Hinweise auf eine immunpathologische Genese ergaben sich aus den entzündlichen Veränderungen in peripheren Nerven mit wenigen Lymphozyten und überwiegend Makrophagen (Prineas u. McLeod 1976). Auch therapeutische Erfolge mit Glukokortikosteroiden (Austin 1965; Thomas et al. 1969; Oh 1978; Dyck et al. 1982) und Azathioprin (Yuill et al. 1970; Walker 1979) wiesen in diese Richtung. Zuletzt wurde die Plasmaaustauschbehandlung mit teilweise überraschend gutem Erfolg in die Therapie der CIDP eingeführt (Levy et al. 1979; Dalakas u. Engel 1981; Gross u. Thomas 1981; Toyka et al. 1982; Donofrio et al. 1985; Dyck et al. 1986; Heininger et al. 1988), was die pathogenetische Bedeutung humoraler Faktoren belegte.

Auch neuere experimentelle Untersuchungen lassen den Schluß zu, daß humorale Faktoren maßgeblich an der Pathogenese der CIDP beteiligt sind (Toyka u. Heininger 1987). So induzierte Patientenserum bei Gewebekulturen (Cook et al. 1971) und nach intraneuraler Injektion in periphere Nerven von Ratten (Dyck et al. 1982; Saida et al. 1982; Pollard 1987) in Einzelfällen Entmarkungen. Systematischer Transfer von Patienten-IgG auf Marmoset Affen führte zu einer Verlangsamung der Nervenleitgeschwindigkeit (Abb. 2), ultrastrukturell ließen sich leichte Veränderungen an den Myelinscheiden im Sinne einer leichten Markscheidenerkrankung nachweisen (Heininger et al. 1984).

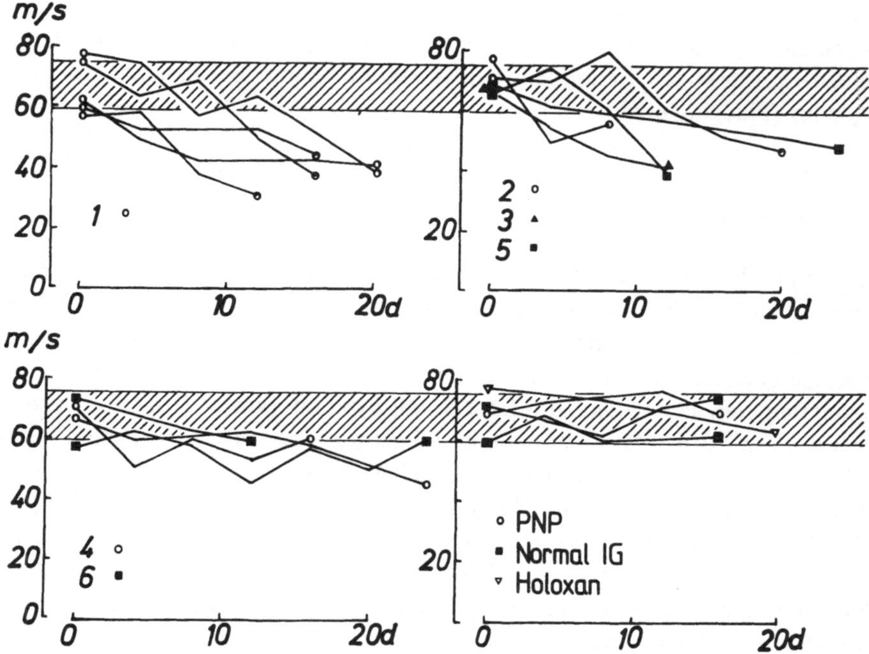

Abb. 2. Motorische Nervenleitgeschwindigkeiten (NLG) im N. ischiadicus von Affen vor und nach systemischem passiven Transfer von Immunglobulinfraktionen (Ig) von Patienten mit CIDP. Der Zeitverlauf der NLG ist für jeden Affen gesondert eingezeichnet. 5 Affen wurden mit Ig von Patient 1, 2 mit Ig von Patient 2,4,5 und 6, 1 Affe mit Ig von Patient 3 behandelt. 5 Kontrollaffen wurden mit Ig von Patienten mit diabetischer Polyneuropathie (PNP), mit Normal-IgG oder Holoxan (einem Zytostatikum, das alle Affen an Tag 2 bekamen zur Verhinderung einer serogenetischen Neuritis) behandelt. Der schraffierte Bereich kennzeichnet den Normalbereich der motorischen NLG in 34 unbehandelten Affen (69 m/s + SD). Das Ausmaß der Leitungsverlangsamung korrelierte mit der bei diesen Patienten beobachteten Wirkung der Plasmaaustauschtherapie, welche bei Patient 1 am stärksten (s. Abb. 5 zum klinischen Verlauf), bei Patient 6 am geringsten ausgeprägt war. (Aus Heininger et al. 1984)

Wie bei AIDP konnten auch bei CIDP komplementfixierende Ak nachgewiesen werden. Die Spezifität dieser Ak ist möglicherweise heterogen, denn sowohl neutrale Glykolipide (Koski et al. 1986; 1987) als auch saure Glykolipide wie Ganglioside (Ilyas et al. 1988) konnten als Antigen wahrscheinlich gemacht werden.

1.2 Methoden, Indikation und Risiken der Plasmapheresebe handlung

1.2.1 Methoden

Das Prinzip der Plasmapherese (PP) besteht darin, extrakorporal das Plasma von den korpuskulären Bestandteilen des Blutes abzutrennen, das Plasma aufzufangen und die Zellen zusammen mit einer proteinhaltigen Substitutionslösung zu reinfundieren (Abb. 3). Ziel des Verfahrens ist es, im Plasma vorhandene toxische oder pathogene großmolekulare Substanzen aus dem Organismus

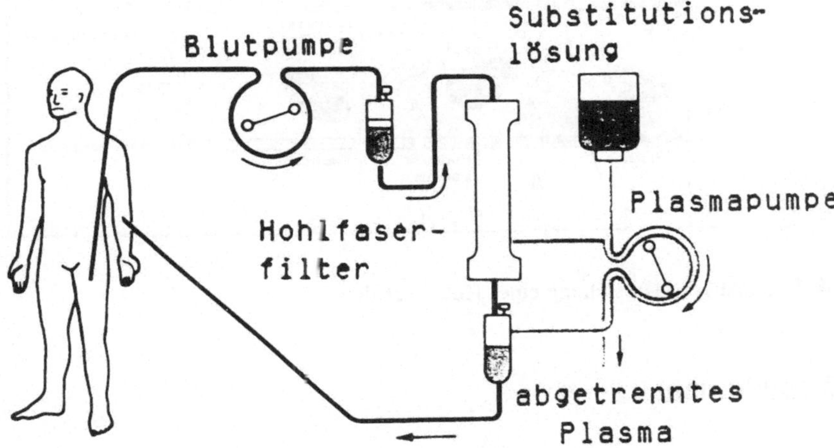

Abb. 3. Schematische Darstellung einer Plasmapherese. Das Blut wird über einen Hohlfaserfilter gepumpt (alternativ Zytozentrifuge oder Flachbettmembranfilter), in dem das Plasma von den korpuskulären Bestandteilen abgetrennt wird (s. Abb. 4). Das abgetrennte Plasma wird verworfen und volumenkontrolliert durch eine Protein-Substitutionslösung ersetzt.

zu entfernen. Die PP wurde erstmals 1914 als experimentelles Verfahren zur Behandlung nephrektomierter Hunde eingesetzt (Abel et al. 1914). In die klinische Anwendung kam das Verfahren zunächst zur Gewinnung von Plasmaprodukten (Co Tui et al. 1944), dann als experimentelle Therapie des Hyperviskositätssyndroms bei Makroglobulinämie (Skoog u. Adams 1959; Schwab u. Fakey 1960). Technische Probleme, die nur die Entfernung kleiner Plasmamengen zuließen, schränkten die generelle Anwendbarkeit aber stark ein. Erst mit der Einführung automatischer kontinuierlicher (Graw et al. 1971) und diskontinuierlicher (Tullis et al. 1971) Zentrifugationsgeräte und Membranplasmaseparatoren (Castino et al. 1976) gelang es, größere Plasmavolumina in kurzer Zeit auszutauschen. Während die Zentrifugation die Zellen aufgrund ihres höheren spezifischen Gewichts von den Proteinen abtrennt, werden bei der

6

Membranplasmaseparation die Proteine durch den Siebeffekt mikroporöser Membranen mit einer Ausschlußgrenze von 3-4 Mio. Dalton von den Zellen abfiltriert (Abb. 4). Dabei besteht kein grundsätzlicher Unterschied hinsichtlich des Trennprinzips zwischen den zuerst entwickelten Flachbettmembranfiltern und den später eingeführten Hohlfaserfiltern (Yamazaki et al. 1978).

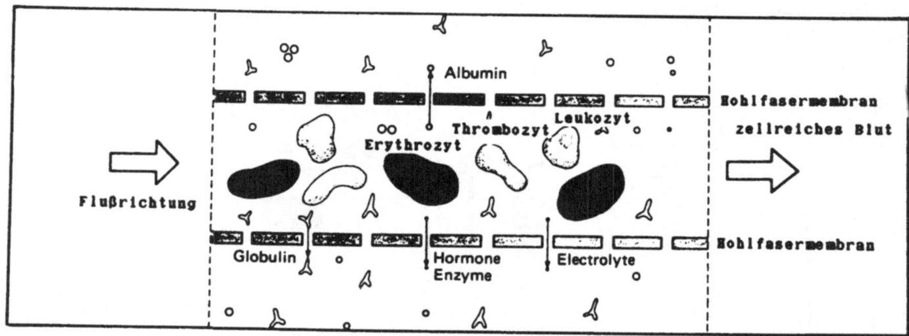

Abb. 4. Schematische Darstellung eines Hohlfaserfilters

1.2.2 Indikation

Mit der Anwendung technisch einfach zu handhabender Systeme hat der klinische Einsatz der PP einen großen Aufschwung genommen. Eine Vielzahl verschiedener Krankheitsbilder wurde in der Folge mit PP therapiert, teils auf dem Boden eines nachgewiesenen oder zumindest vermuteten pathogenen humoralen Faktors, wie bei der MG oder der CIDP, teils als Therapieversuch ohne theoretische Basis und als "Ultima ratio" wie bei der amyotrophischen Lateralsklerose. Von Anfang an wurde ein hoher Prozentsatz der PP bei neurologischen Erkrankungen mit einer gesicherten oder vermuteten Autoimmunpathogenese durchgeführt. Es wird geschätzt, daß etwa 50 % der derzeit jährlich in den USA vorgenommenen 20000 bis 30000 Behandlungen (andere Schätzungen gehen bis 80000 pro Jahr in Nordamerika, Handley 1981) auf neurologische Erkrankungen entfallen (Consensus Development Conference 1986). Ähnliche Erfahrungen gelten für das eigene Zentrum (Sprenger 1987) (Abb.5).

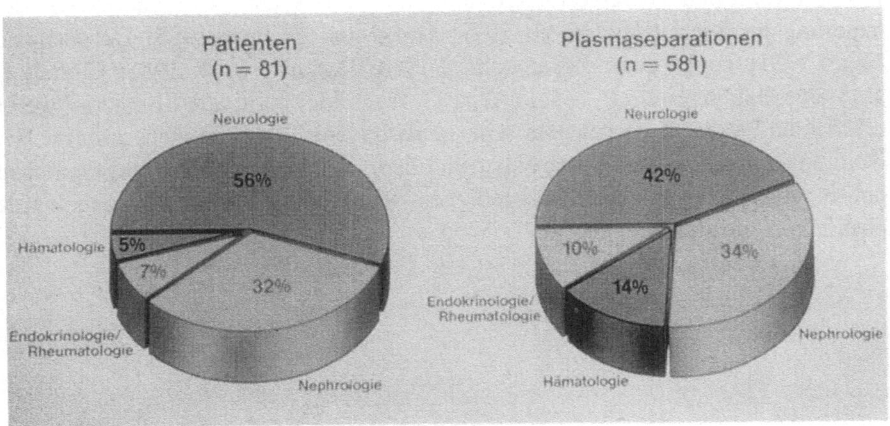

Abb. 5. Prozentuale Aufteilung der zwischen 1979 und 1987 an der Medizinischen Klinik der Universität Düsseldorf durchgeführten PP nach verschiedenen Fachbereichen. (Nach Sprenger 1987)

In der Pionierzeit der PP überwogen Berichte über Therapieerfolge bei verschiedenen Krankheitsbildern, allerdings in nicht-kontrollierten Therapiestudien mit geringen Fallzahlen. Jüngere kontrollierte Studien haben entweder das frühere, allzu optimistische Bild korrigiert (40 % Therapieerfolg gegenüber 80 % in Einzelbeobachtungen, Patten 1986) oder konnten erst aufgrund der größeren Fallzahlen statistisch signifikante Therapieerfolge belegen, wie beim akuten GBS (Guillain-Barré Syndrome Study Group 1985; French Cooperative Group on Plasma Exchange in Guillain-Barré Syndrome 1987). Diese Unterschiede in der Beurteilung der therapeutischen Effizienz der PP (Dau 1984; Lisak 1984) bewogen das amerikanische National Institute of Health im Juni 1986 eine Konferenz unter Beteiligung nordamerikanischer und europäischer Experten abzuhalten, auf der Risiken und Nutzen der PP in der Behandlung verschiedener neurologischer Erkrankungen diskutiert und Richtlinien für den klinischen Einsatz erarbeitet wurden (National Institutes of Health 1986; Behan u. Behan 1987; Heininger u. Toyka 1988). Auf dieser Konferenz wurde festgestellt, daß, obwohl keine kontrollierten Studien vorliegen, der Nutzen der PP bei MG als gesichert angesehen werden kann (Newsom-Davis 1979; Dau 1980; Lisak et al. 1979; Toyka et al. 1981) (Abb. 6). Allerdings sollte die PP den schwerer betroffenen Patienten vorbehalten bleiben, d.h. für die Behandlung der akuten myasthenischen Krise, seltener zur Vorbereitung von Patienten auf die Thymektomie und bei den seltenen Patienten, die entweder auf Immunsuppressiva nicht ansprechen oder bei denen eine immunsuppressive Therapie wegen schwerer Nebenwirkungen nicht durchgeführt werden kann.

Bei CIDP kam die Konferenz auch zu dem Schluß, daß ein therapeutischer Nutzen der PP gezeigt werden konnte. In einer randomisierten, doppelt-blinden, Scheinbehandlung-kontrollierten Studie war bei 35 % der Patienten ein Therapieerfolg festzustellen (Dyck et al. 1986). In offenen, z. T.

Fall-kontrollierten Therapiestudien hatten etwa 50 % der Patienten von der Behandlung profitiert (Levy et al. 1979; Gross und Thomas 1981; Dalakas und Engel 1981; Toyka et al. 1982; Pollard 1983; Donofrio et al. 1985; Gibbels et al. 1986; Heininger et al. 1988) (Abb. 7). Auch hier sollte die PP den schwerer erkrankten Patienten vorbehalten sein, insbesondere jenen, die nicht auf eine Behandlung mit Glukokortikosteroiden und/oder Immunsuppressiva angesprochen haben. Auf die eventuelle Notwendigkeit wiederholter Austauschserien wurde ebenfalls hingewiesen.

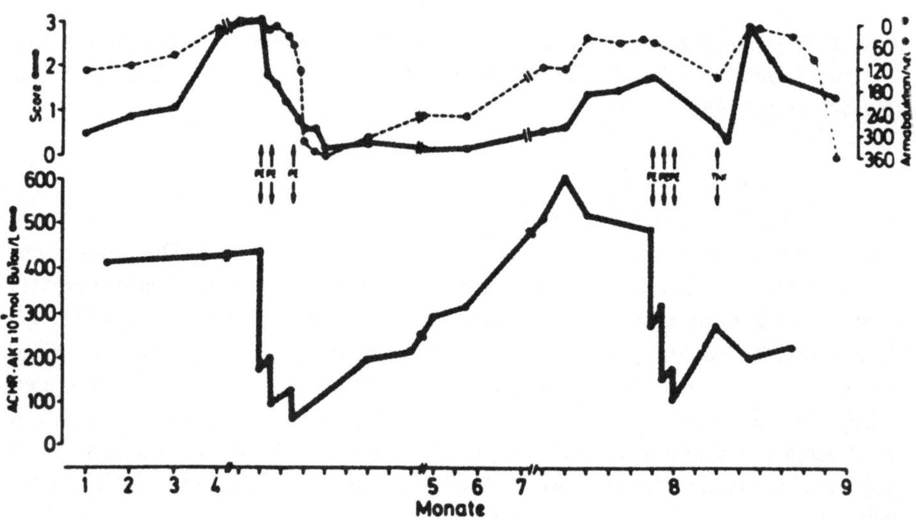

Abb. 6. Typischer Verlauf des AChR-Ak-Titers, des klinischen Myasthenie-Scores (s. 3.2.3.1) und der Armhaltezeit bei einer MG-Patientin unter PP-Therapie während einer myasthenischen Krise (Monat 4) und einer drohenden erneuten Krise (Monat 7). (PE Plasmaaustausch, ThX Thymektomie). Entsprechend dem AChR-Ak-Abfall unter PP-Therapie kam es zu einer Besserung des klinischen Zustandsbildes. Zu beachten ist, daß AChR-Ak-Titer und Klinik in nicht-linearer Weise korrelieren (vgl. 3.4.1.1.2).

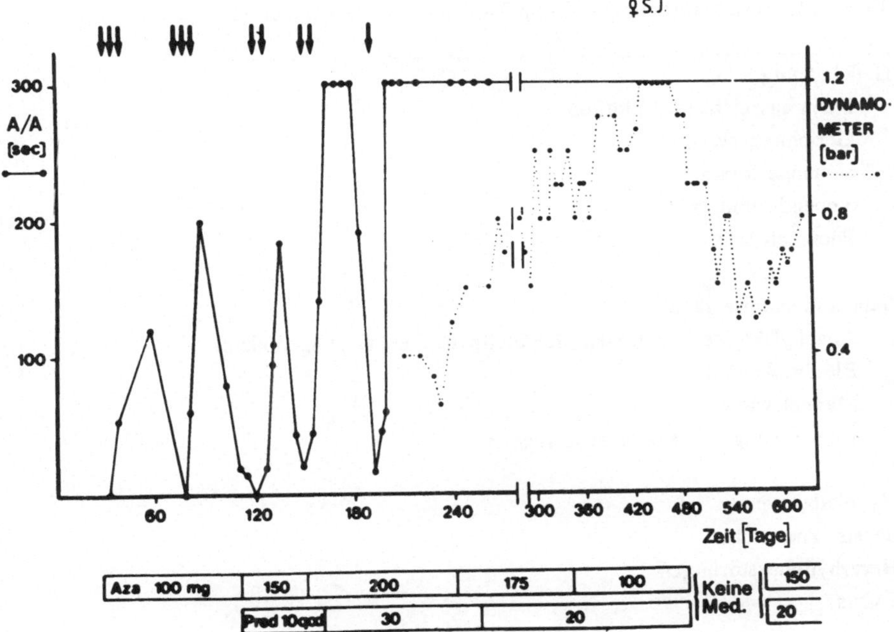

Abb. 7. Verlauf des klinischen Befundes unter PP (Pfeile) bei einer Patientin mit CIDP. Linke Ordinate: Armvorhaltezeit bei aufrechtem Sitzen (A/A). Rechte Ordinate: Maximaler Faustschluß, gemessen mit einem Dynamometer. Zur Verlaufsbeschreibung s. 3.1.2, Fall 2 (J.S.)

1.2.3 Risiken

Generell gilt die PP als recht sicheres Therapieverfahren. In größeren Studien wurden insgesamt etwa 10 - 20 % Komplikationen angegeben (Aufeuvre et al. 1980; Fabre et al. 1980; Borberg 1981; Sutton 1988). Die Komplikationen werden generell als geräte- oder verfahrensbedingt klassifiziert. Als gerätebedingte Risiken kommen Hämolyse, Überwärmung des Blutes und ungenaue Gabe von Antikoagulanzien und/oder Substitutionsflüssigkeit in Frage. Die verfahrensbedingten Risiken sind in Tabelle 1 zusammengefaßt.

Tabelle 1. Verfahrensbedingte Komplikationen der Plasmapherese

---

Gefäßzugang
    Nicht ausreichender Blutfluß
    Gerinnungsneigung
    Venenperforation
    Venenthrombose
    Pneumothorax

Substitutionsflüssigkeit
    Anaphylaktoide Reaktionen (Schüttelfrost, Fieber, Lungenödem)
    Blutdruckabfall
    Mangelsyndrome
    Übertragung von Krankheitserregern

Hypokalzämie
Sepsis, Pneumonie
Herzrhythmusstörungen
Exitus

Als große Gruppe sind dabei die Komplikationen als Folge der generellen Entfernung körpereigener Substanzen und der Substitution mit Fremdprotein zu nennen. Bei der Gabe von Plasma als Substitutionslösung sind insgesamt deutlich höhere Komplikationsraten zu erwarten (Sutton 1988), aber auch bei Gabe von Albumin und Serumkonserven können allergische Reaktionen auftreten. Daneben sind bei Albuminsubstitution eher Eiweißmangelsyndrome zu erwarten (Güsken et al. 1987), und auch die Gefahr der Übertragung von Hepatitis ist nicht vollständig gebannt (Rifle et al. 1986). Weltweit ist von 1978 bis 1983 über 50 tödliche Zwischenfälle berichtet worden. 16 waren kardialer (Arrhythmie, Herzstillstand), 14 respiratorischer Genese (Lungenödem). Weitere Ursachen waren Anaphylaxie, Thromboembolie, Gefäßperforation, Hepatitis, systemische Hämorrhagie mit disseminierter intravaskulärer Koagulation und Sepsis. Je 10.000 Behandlungen werden 3 Todesfälle geschätzt (Consensus Development Conference, 1986).

1.3. Selektivere Austauschverfahren

Wegen der Risiken der PP, die sich aus der Notwendigkeit zur Fremdprotein-Substitution ergeben, hat es nicht an Versuchen gefehlt, selektivere Methoden zu entwickeln. Damit sollen nur die pathogenen Faktoren entfernt werden, die übrigen, für onkotisches Gleichgewicht, Gerinnung, Immunabwehr und Transportfunktionen wichtigen Proteine und Enzyme würden aber mit dem Plasma in den Organkreislauf zurückgegeben. Somit ließe sich die risikobehaftete Protein-

substitution vermeiden. Im Falle der Auto-Ak bieten sich deren unterschiedliche chemische und physikalische Eigenschaften als spezifische und selektive Trennprinzipien an:
- Antikörper-Antigen-Wechselwirkung,
- Bindung von IgG an Protein A,
- Molekülgröße,
- andere physikochemische Eigenschaften.

1.3.1 Antikörper-Antigen-Wechselwirkung

Aus theoretischen Erwägungen würde sich die spezifische Wechselwirkung zwischen Antikörper und Antigen unzweifelhaft als optimales Trennprinzip eignen. An Trägerpolymere gekoppeltes Antigen würde nur die Auto-Antikörper nach dem Verfahren der Affinitätschromatographie aus dem aufbereiteten Plasma adsorbieren. Dieses Verfahren wurde bisher in vivo beim humanen systemischen Lupus erythematosus (Terman 1983) und im Tiermodell an der experimentell autoimmunen Myasthenia gravis (Yang et al. 1981) und beim Tiermodell des humanen Goodpasture Syndroms durchgeführt (Terman et al. 1977). Neben den unbestreitbaren theoretischen Vorteilen hat diese Methode (noch) erhebliche praktische Grenzen, die an einem klinischen Einsatz in naher Zukunft zweifeln lassen. Bei einer ganzen Reihe vermuteter, humoral vermittelter Autoimmunkrankheiten ist das Autoantigen noch unbekannt. Bei Autoimmunkrankheiten mit bekanntem Antigen, wie z.B. der Myasthenia gravis, steht das humane Auto-Antigen in nur sehr beschränktem Umfang gereinigt zur Verfügung, und die Kreuzreaktivität mit dem einzigen, reichlich verfügbaren Fisch-Azetylcholinrezeptor ist auf der humoralen Ebene sehr gering (Lindstrom et al. 1978). Die "Haupt-Immunogene-Region" (main immunogenic region, MIR) des humanen Azetylcholinrezeptors (vgl Abb. 29 u. 30), gegen die etwa 60 % aller zirkulierenden Auto-Ak gerichtet sind (Tzartos et al. 1983), ist in seiner Aminosäurensequenz definiert, und es sollten in absehbarer Zukunft mit gentechnologischen Methoden hergestellte Peptide der MIR in ausreichender Menge zur Verfügung stehen. Die polyklonale Auto-Antikörperantwort auf den Rezeptor ist aber hinsichtlich der Epitope sehr heterogen und auch in Quantität und Qualität unterschiedlich von Patient zu Patient (Tzartos et al. 1982), so daß für jeden Patienten ein individuelles Peptidgemisch geschneidert werden müßte, was in der Praxis vorerst nicht möglich und auch nicht sinnvoll erscheint. Schließlich lösen sich von jeder Affinitätssäule kleine Mengen kovalent gebundenes Antigen (Hellstrom u. Hellstrom 1981), das während des Verfahrens in den Kreislauf des Patienten gelangen und den Autoimmunprozeß verstärken könnte.

1.3.2 Bindung von IgG an Protein A

Das aus Staphylococcus aureus-Kulturen (Typ Cowan I) gewonnene Protein A, das sich in einer nicht-immunologischen Reaktion an den Fc-Teil eines IgG-Moleküls bindet (Forsgren u. Sjoquist 1966) (s. Abb. 14), kann als IgG-spezifisches Adsorbens verwendet werden (Burgstaler u. Pineda, 1981). Die klinische Anwendung wird aber dadurch eingeschränkt, daß Protein A nicht an IgG der Subklasse 3 bindet (Kronvall u. Williams 1969). Außerdem ist das Verfahren durch eine geringe Kapazität der kommerziell erhältlichen Säulen (Szpirt et al. 1987), und einen hohen Prozentsatz von Nebenwirkungen allergischer Art belastet (Messerschmidt et al. 1988). Die Protein-A-Immunadsorption und Immunmodulation könnte aber in der Therapie verschiedener Immunkomplexerkrankungen und neoplastischer Erkrankungen (da Immunkomplexe monozytär-phagozytäres System blockieren, könnte ihre Entfernung gegen Neoplasmen gerichtete Immunabwehr stimulieren, Rao et al. 1979; Salinas u. Hanna 1985) ihren Platz finden (Messerschmidt et al. 1988).

1.3.3 Molekülgröße

Auch die unterschiedlichen Molekülgrößen der Plasmaproteine kann man sich als Trennprinzip zunutze machen, was zu den Techniken der Doppelfiltration (Agishi et al. 1980) oder Kaskadenfiltration (Sieberth 1980) geführt hat. Dabei wird das abfiltrierte Plasma erneut über einen Filter mit geringerer Porengröße geführt, der kleinere Plasmamoleküle wie Albumin passieren läßt, größere aber zurückhält und aus dem Kreislauf entfernt. Dieses Verfahren liefert bei der Trennung von Immunkomplexen oder IgM von Albumin, dem onkotisch wichtigsten Plasmaprotein, gute Ergebnisse. Ein hoher Prozentsatz des Albumins kann wieder in den Körperkreislauf zurückgeführt werden, so daß eine Verringerung der Proteinsubstitution um 70 - 80 % möglich ist (Agishi 1983). Die quantitative Trennung von IgG und Albumin stellt aber bisher unüberwindliche Anforderungen an die Trennschärfe der Hohlfasermembranen, so daß IgG-vermittelte Autoimmunerkrankungen mit diesem Verfahren in absehbarer Zeit nicht zu behandeln sind.

1.3.4 Andere physikochemische Eigenschaften

Auch andere physikochemische Eigenschaften der Immunglobuline sind als Trennprinzipien untersucht worden. So gelingt es durch Abkühlung des Plasmas Makromoleküle wie Kryoglobuline und Immunkomplexe aus dem Plasma abzuscheiden. Dieses Trennprinzip hat in die Technik der Kryofiltration Eingang gefunden (Malchesky et al. 1980), die aber nicht auf IgG-Antikörper anwendbar ist.

Ein anderes mögliches Trennprinzip beruht darauf, daß humanes IgG zu den basischen Plasmaproteinen mit einem breiten Bereich isoelektrischer Punkte zwischen 7,5 und 10,5 gehört. Entsprechend läßt sich IgG in vitro durch ein Ein-Stufen-Verfahren über ein kationisches Austauscherharz (DEAE-Sepharose) bei basischem pH von den übrigen Plasmaproteinen chromatographisch abtrennen (s. 2.2.4.1). In vivo ist dieses Trennprinzip bisher klinisch nicht angewendet worden, wohl weil es technisch sehr schwierig ist, den pH und die Ionenstärke des Plasmas zuerst den Trennbedingungen anzupassen und dann vor der Re-Infusion die Ausgangsbedingungen wieder herzustellen.

Aber nicht nur hinsichtlich der Ionenladung, sondern auch bezüglich der Hydrophobizität, unterscheidet sich IgG von den meisten übrigen Plasmaproteinen. So war es Goudswaard et al. (1977) gelungen, equines IgG durch hydrophobe Interaktionschromatographie in einem Präparationsschritt aus Serum zu reinigen. Den hydrophoben Eigenschaften der Immunglobuline ist aber in der Folge wenig Aufmerksamkeit geschenkt worden, so daß ein darauf begründetes Trennprinzip nicht erarbeitet wurde.

Yamazaki et al. gelang es 1982, ein Adsorptionsgel zu entwickeln, das in der Lage war, Immunkomplexe und verschiedene Autoantikörper wie Rheumafaktoren und DNA-Ak zu adsorbieren. Erste in vitro Untersuchungen ergaben, daß auch AChR-Ak von dem Adsorptionsgel gebunden wurden (Sato et al. 1984), ohne daß das Wirkprinzip und die klinische Wirksamkeit bekannt waren.

1.4 Zielsetzung der vorliegenden Untersuchungen

Ziel der vorliegenden Arbeit war es, dieses neuentwickelte selektivere Adsorptionsgel für die Anwendung bei 2 neurologischen Autoimmunerkrankungen, Myasthenia gravis und chronische Polyneuritis, in vitro und in vivo zu erproben und Hinweise auf den Wirkmechanismus zu gewinnen. Im einzelnen sollten
- die Eignung verschiedener Adsorptionsgele als selektive Adsorptionsmedien für AChR-Ak in vitro untersucht,
- die Natur der Bindung zwischen AChR-Ak und Gel definiert,
- das Adsorptionsgel im klinischen Einsatz auf seine Effektivität und Ver träglichkeit geprüft, und
- andere Indikationsbereiche für einen klinischen Einsatz erarbeitet werden.

2 In vitro Untersuchungen

2.1 Materialien

Die von uns verwendeten Austauscherharze wurden von Asahi Medical, Tokyo, entwickelt, patentiert und uns freundlicherweise zur Verfügung gestellt. Sie bestehen aus einem weißlichen, porösen, sphärischen Polyvinylalkoholgel, an das über eine aliphatische Kette, die als Abstandshalter dient, folgende aktive Liganden kovalent gekoppelt wurden: Tryptophan (T-PVA), Phenylalanin (P-PVA) und Aminopyrazolpyrimidin (A-PVA). Die Durchmesser der Gel-Körnchen schwanken zwischen 70 und 300 μm (Abb. 8 und 9). Die In-vitro-Untersuchungen wurden entweder mit vorgefertigten Miniatursäulen mit einem Gesamtvolumen von etwa 3 ml (Abb. 10) oder im Batch-Verfahren mit losem Gelmaterial durchgeführt.

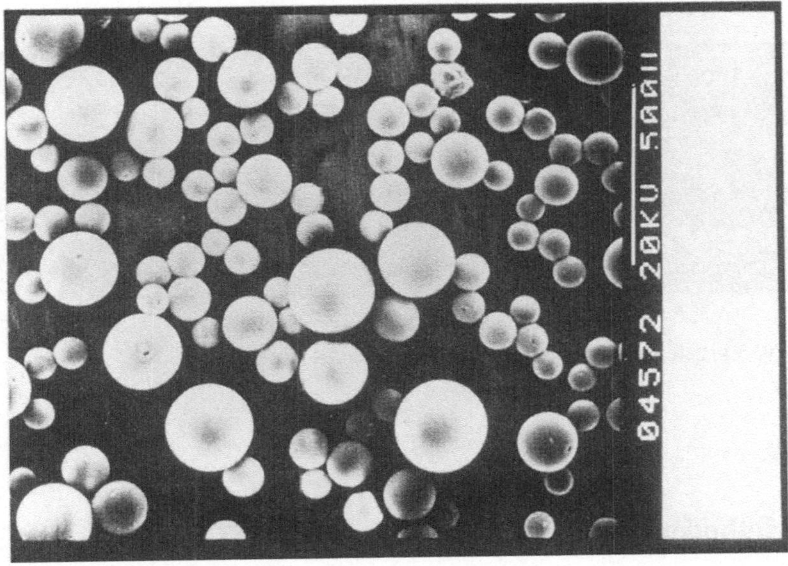

Abb. 8. Mikroskopische Aufnahme des PVA-Gels. Der Strich entspricht 500 μm (Werkphoto Asahi Medical)

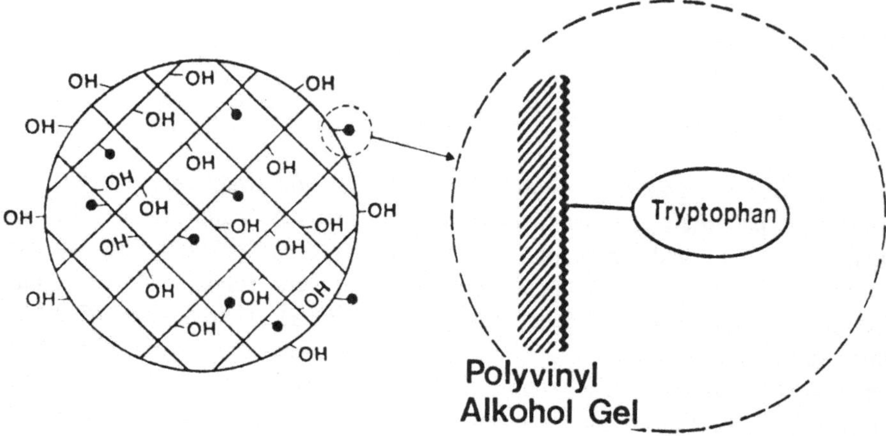

Abb. 9. Schematisierte Abbildung eines T-PVA Körnchens. Das Austauscherharz ist sphärisch um ein Maximum an Oberfläche bei geringem Volumen zu erreichen.

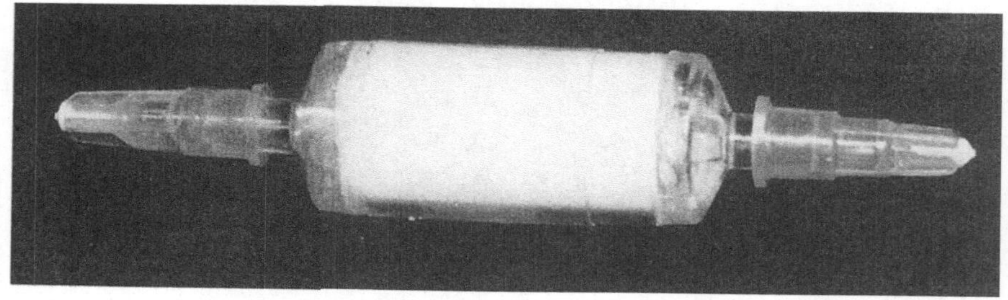

Abb. 10. Vorgefertigte Miniatursäule mit T-PVA-Gel

2.2 Methoden

2.2.1 Bestimmung von Antikörpern gegen Azetylcholinrezeptoren

Die Bestimmung der Ak gegen AChR wurde nach einer Modifikation (Toyka u. Heininger 1986; Heininger 1986) des erstmals von Lindstrom et al. (1976) beschriebenen Immunpräzipitationsassays durchgeführt (Abb. 11).

Acetylcholinrezeptor-Antikörper-Test

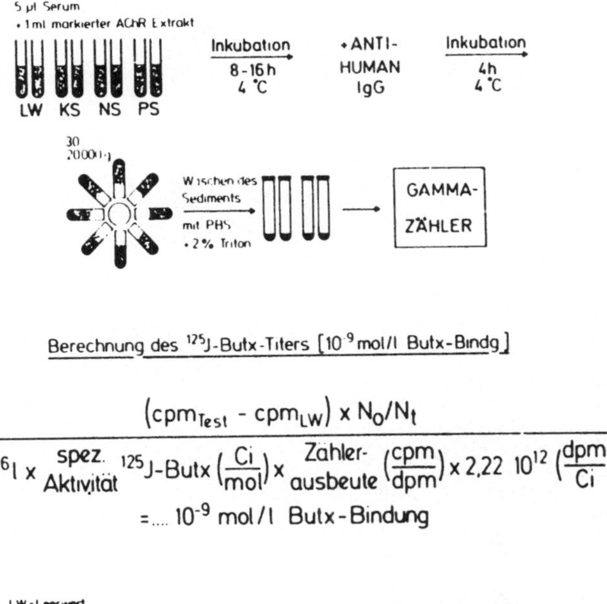

$$\text{Berechnung des } ^{125}\text{J-Butx-Titers } [10^{-9}\,\text{mol/l Butx-Bindg}]$$

$$\frac{\left(\text{cpm}_{\text{Test}} - \text{cpm}_{\text{LW}}\right) \times N_0/N_t}{5 \cdot 10^{-6}\,\text{l} \times \underset{\text{Aktivität}}{\text{spez.}} {}^{125}\text{J-Butx}\left(\frac{\text{Ci}}{\text{mol}}\right) \times \underset{\text{ausbeute}}{\text{Zähler-}}\left(\frac{\text{cpm}}{\text{dpm}}\right) \times 2{,}22 \cdot 10^{12}\left(\frac{\text{dpm}}{\text{Ci}}\right)}$$

$$= \dots\, 10^{-9}\,\text{mol/l Butx-Bindung}$$

Abb. 11. Modifizierter Immunpräzipitationsassay zum quantitativen Nachweis von AChR-Ak. (Nach Lindstrom 1976)

Humane Skelettmuskulatur von Amputaten wurde mit Triton X-100 (2 %ige Lösung in PBS) extrahiert und nach Zentrifugation ein Überstand mit gelöstem AChR erhalten. Mit 125J-Butx (Dupont-NEN, Dreieich) im Überschuß wurden die AChR spezifisch markiert. Im eigentlichen Nachweisschritt bildeten die AChR-Ak aus den Myasthenieseren dann mit den AChR lösliche Komplexe, die in einer zweiten Reaktion mit Anti-human IgG vom Kaninchen ausgefällt wurden. Die im Präzipitat gemessene Radioaktivität gibt ein Maß für die AChR-Ak-Konzentration, die, da die genauen stöchiometrischen Verhältnisse im Butx-AChR-Ak-Komplex nicht bekannt sind, als nmol Butx-Bindungsstellen angegeben wird. In entsprechenden Kontrollansätzen wurde die unspezifische Bindung von Radioaktivität an einem entsprechenden Präzipitat gemessen (Blank), Normalseren und Myasthenieseren mit bekannter Ak-Konzentration dienten der Qualitätskontrolle.

Der AChR-Ak-Immunpräzipitationstest hat sich als sehr spezifisches und empfindliches diagnostisches Kriterium einer MG erwiesen (Abb. 12). Intraindividuell besteht eine gute Korrelation zwischen AChR-Ak-Titer und klinischem Befund, so daß sich der Ak-Titer als guter Verlaufsparameter eignet (Besinger et al. 1983) (s. Abb. 6).

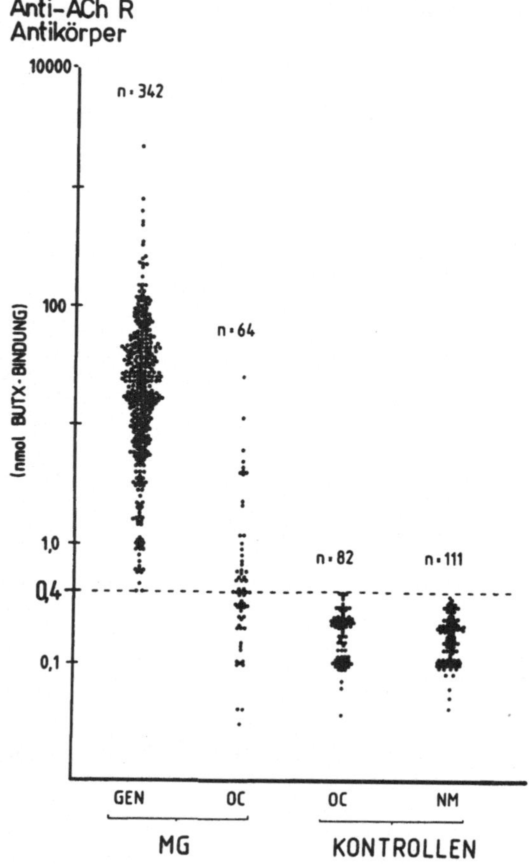

Abb. 12. AChR-Ak-Titer bei 342 Patienten mit gesicherter generalisierter (GEN) und 64 Patienten mit gesicherter okulärer (OC) MG. Während bei generalisierter MG der Ak-Titer in 99 % der Fälle erhöht war, wurde er nur in 55 % der Patienten mit okulärer MG über einen Referenzbereichs von 0,4 nmol/l Butx-Bindung erhöht gefunden. Bei 193 Kontrollpatienten, davon 111 mit anderen neuromuskulären Erkrankungen (NM) und 82 Patienten mit Augenmuskelparesen anderer Genese (OC) wurde der AChR-Ak-Titer unterhalb des Referenzwerts gefunden.

2.2.2 Plasmaperfusion an Miniatursäulen

Die PVA-Miniatursäulen mit 3 ml Volumen wurden zunächst mit PBS (0,01 Mol Na-Phosphat, pH 7,4, 0,15 Mol NaCl) äquilibriert. Plasmaproben von Myastheniepatienten (10 - 40 ml, gewonnen bei früheren Standard-PP und gelagert bei -70°C) bzw. deren, über DEAE-Ionenaustauschchromatographie gereinigte IgG-Fraktionen (s. 2.2.4.1) wurden in einer Chromatographieeinheit (LKB, Freiburg) über die Miniatursäulen geleitet. Die Proben wurden in einem Durchflußphotometer (Typ Uvicord) bei 280 nm fortlaufend gemessen und als 0,5 ml Fraktionen aufgefangen (Abb. 13).

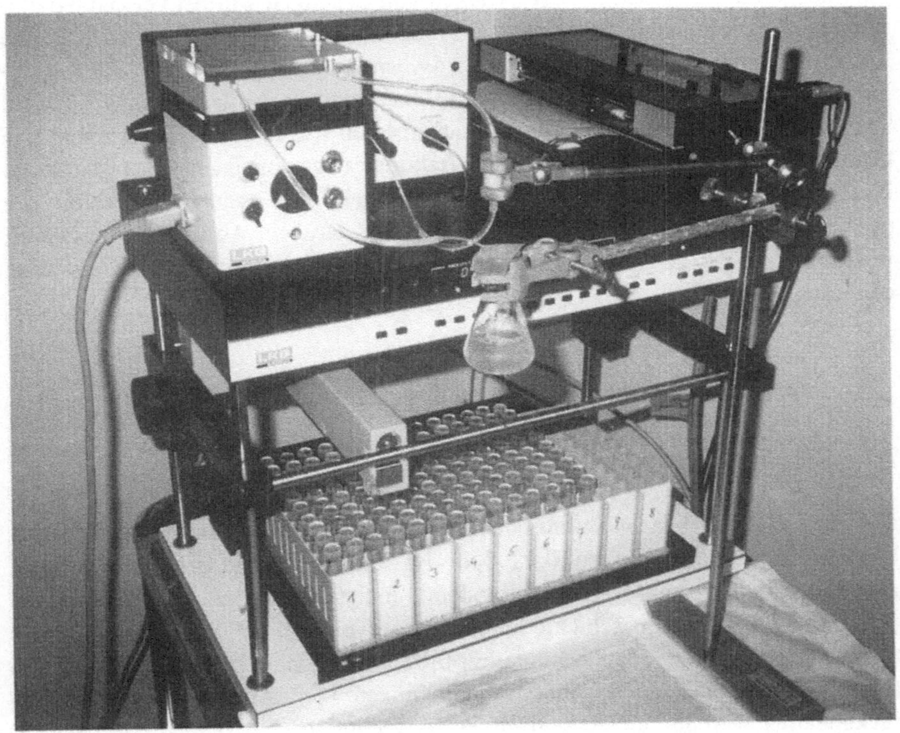

Abb. 13. Versuchsaufbau einer Chromatographie von Gesamtplasma eines MG-Patienten über PVA-Miniatursäulen

Die Fraktionen wurden auf Gesamtprotein (Lowry et al. 1951), IgG (radiale Immundiffusion nach Mancini auf Partigen-Platten, Behringwerke, Marburg), und AChR-Ak-Konzentration getestet. Die Perfusionen wurden bei verschiedenen Flußraten (3, 13, 50 ml/h cm^2) und Temperaturen (4, 25, 37°C) durchgeführt, um die optimalen Adsorptionsbedingungen zu ermitteln.

2.2.3 Desorption und Regeneration der Adsorptionsgele

Nach der Perfusion wurden die Miniatursäulen mit 10 ml PBS gespült und anschließend mit verschiedenen Lösungen das Desorptionsverhalten der adsorbierten Substanzen untersucht. Zwei Gruppen von Lösungen wurden verwendet: Lösungen mit hoher Ionenstärke (4 Mol NaCl, 1 Mol Glyzinpuffer, pH 2,5) und Lösungen mit einem hohen Anteil organischer Lösungsmittel (50 % Äthylenglykol, 40 % Glyzerin) oder chaotroper Substanzen (6 Mol Harnstoff, 3 Mol Thiocyanat). Die Effizienz der Desorptionsmedien wurde durch Bestimmung von Gesamtprotein, IgG und AChR-Ak im fraktioniert gewonnenen Eluat gemessen. Nach Spülung der Säule mit 30 ml PBS gab eine erneute Perfusion der desorbierten Säulen mit Myasthenikerplasma darüber Aufschluß, inwieweit wieder AChR-Ak gebunden und somit die Kapazität der Säule regeneriert werden konnte.

2.2.4 Präparation von Immunglobulin G und Immunglobulin G-Fragmenten

2.2.4.1 Isolierung von Immunglobulin G

Die bei Standardplasmaaustauschen von Myastheniepatienten gewonnenen Plasmafiltrate wurden gegen 0,01 Mol Na-Phosphatpuffer pH 8,0 dialysiert, zentrifugiert und auf eine mit dem Ionenaustauscher DEAE-Sephacel (Pharmacia, Freiburg) beschickte Säule (Säulentyp K 50/100 oder 26/70) aufgetragen. Die Elution des IgG erfolgte mit 0,01 Na-Phosphat pH 8,0, während alle anderen Plasmaproteine bei diesen Bedingungen vom Anionenaustauscher zurückgehalten werden, und erst nach Pufferwechsel (0,5 Mol NaPhosphat, pH 4,5) im Eluat erschienen. Die Extinktion der Eluate wurde bei 280 nm fortlaufend gemessen. Die IgG-enthaltenden Fraktionen wurden vereinigt, durch Druckfiltration eingeengt (Amicon, Membran PM 30) und auf ihre Reinheit (Immunelektrophorese gegen polyvalentes Anti-Humanserum nach Scheidegger 1955) und ihren Gehalt an IgG (radiale Immundiffusion) untersucht.

2.2.4.2 Herstellung von Fab-Fragmenten

Die Fab-Fragmente (Abb. 14) wurden nach einer von Edelman u. Marchalonis (1967) beschriebenen und modifizierten (beschrieben in Toyka et al. 1980) Methode präpariert. 0,6 g IgG wurde in 40 ml Puffer (0,1 Mol Na-Phosphat, pH 7,0, 0,01 Mol Cystein, 0,002 Mol Na-EDTA) gelöst und mit Mercuripapain (Serva, Heidelberg) im Verhältnis 1:100 (w/w) bei 37°C 16 Stunden inkubiert. Die folgende Dialyse gegen Aqua bidest. inaktivierte dann das Enzym. Zur Chromatographie der Spaltprodukte über DEAE-Sephadex A 50 (Pharmacia, Säulengröße 5 x 35 cm) wurde die Lösung gegen Startpuffer (0,05 Mol Tris-HCl, pH 8) umdialysiert, aufgetragen und nach einem Vorlaufvolumen von 200 ml ein linearer Gradient zwischen 0,05 M und 0,5 M Tris, pH 8,0 angelegt. Die IgG-Abbauprodukte wurden in 4 Fraktionen aufgetrennt, von denen die erste nach immunelektrophoretischer Analyse reines Fab enthielt.

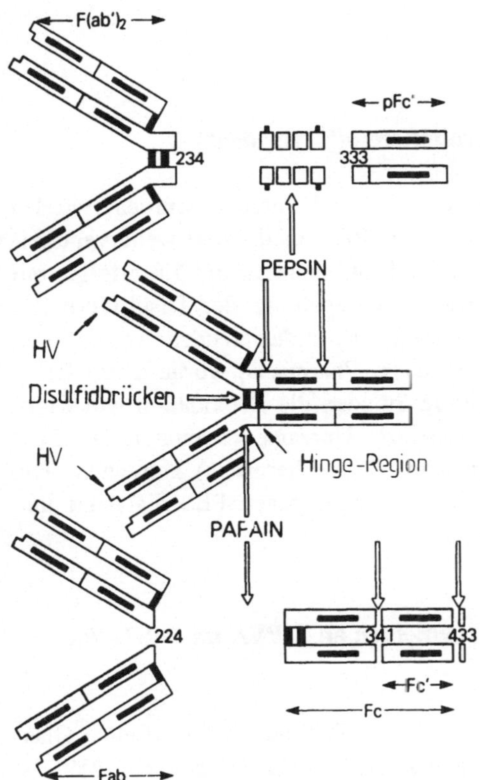

Abb. 14. Schematische Darstellung eines IgG-Moleküls und seiner durch enzymatische Spaltung erhaltenen Fragmente. Pepsin spaltet divalente, Papain monovalente Antigen-bindende Fragmente (Fab) ab. Das dabei auch entstehende Fc-Fragment (fragment cristalline) vermittelt Effektorfunktionen wie z.B. Komplementfixierung. Die beiden hypervariablen Regionen (HV) tragen die Antigen-Bindungseigenschaft. Um die Hinge-Region können die Fab-Teile wie um ein Scharnier gedreht werden .

Die Bestimmung der AChR-Ak erfolgte mit dem Immunpräzipitationstest (s. 2.2.1) wobei hier Anti-Human-Fab-Serum (Behringwerke, Marburg) als präzipitierender sekundärer Ak verwendet wurde.

2.2.4.3 Herstellung von F(ab')₂-Fragmenten

Die F(ab')₂-Fragmente (Abb. 14) wurden nach einer Methode von Nisonoff et al. (1960) präpariert. IgG von einem Myastheniepatienten wurde mit kristallisiertem Pepsin im Verhältnis 1:100 (w/w) in 0,1 Mol Na-azetatpuffer pH 4,5 für 36 Stunden bei 37°C behandelt. Nach Anheben des pH der Lösung auf 8,0 mittels Zugabe von 1 N NaOH erfolgte die Ausfällung der F(ab')₂-Fragmente mit Na_2SO_4, während die zu Oligopeptiden abgebauten Fc-Bruchstücke im Überstand verblieben. Nach Zentrifugation wurde der Niederschlag in H_2O aufgenommen und gegen PBS dialysiert.

2.2.4.4 Herstellung von F(ab')$_2$-Heterodimeren ("Hybriden")

Die F(ab')$_2$-Fragmente, die wie oben beschrieben hergestellt wurden, wurden nach einer Methode von Mandy u. Nisonoff (1963), modifiziert weiterverarbeitet (beschrieben in Sterz et al. 1986). In 0,1 Mol Na-azetat pH 5,0 erfolgte mit 0,01 Mol Cysteamin (Serva) die reduzierende Spaltung der Disulfidbrücken womit Fab' erhalten wurde. Nach Entfernung des reduzierenden Agens durch Ionenaustauschchromatographie (CM-Sephadex, Pharmacia) wurde durch Begasen der Lösung mit Sauerstoff für mehrere Stunden die Reoxidation und damit die Bildung von F(ab')$_2$-Hybriden unterstützt. Unreagiertes monomeres Fab' ließ sich durch Gelfiltration über Sephadex G75 (Pharmacia) abtrennen. Die Fraktionen mit F(ab')$_2$-Hybriden wurden vereinigt, gegen PBS dialysiert und druckkonzentriert (Amicon, Filter YM 30).

2.2.5 Adsorption von IgG und IgG-Fragmenten an T-PVA im Batch-Ver fahren

Jeweils 30 mg IgG oder IgG-Fragmente in 1,5 ml PBS und 0,5 g auf einer Glasfritte mit der Porengröße G3 gewaschenes T-PVA-Gel wurden bei 25°C 4 Stunden inkubiert. Auf der Glasfritte wurde danach die Lösung vom Gel abgetrennt und aus der Lösung der Gehalt an IgG oder IgG-Fragmenten und AChR-Ak-Aktivität bestimmt. Da für die IgG-Fragmente keine immunologischen quantitativen Nachweisverfahren zur Verfügung standen, wurden sie nach Lowry als Gesamtprotein gemessen.

2.2.6 Gradienten-Chromatographie von MG-IgG über T-PVA Säulen

Aus Plasmafiltraten von 3 Patienten mit Myasthenie wurde IgG isoliert. 5 ml der Präparationen in PBS mit jeweils 60 - 75 mg Gesamt-IgG wurden über mit T-PVA beschickte Säulen (K 16/40, 15 ml Volumen) chromatographiert. Nach Beladen der Säule und Spülen mit 30 ml PBS wurde ein kontinuierlicher Gradient zwischen 0 und 60% Glyzerin in PBS angelegt. Die Eluate wurden kontinuierlich bei 280 nm gemessen und in 1 ml Fraktionen aufgefangen, aus denen schließlich IgG und AChR-Ak-Titer bestimmt wurden.

2.2.7 Perfusion von Vollblut über T-PVA-Minisäulen

Von 3 Patienten mit Myasthenie wurden jeweils 40 ml Blut entnommen und mit Zitratpuffer (ACD-A im Verhältnis 1:7) antikoaguliert. Das frische Blut wurde über mit Krebs-Henseleit-Puffer (pH 7,4) äquilibrierte T-PVA-Minisäulen geleitet (Flußrate 13 ml/h cm^2) und in 1 ml Fraktionen aufgefangen. Aus den Fraktionen wurden Gesamtprotein (nach Lowry), IgG (radiale Immundiffusion nach Mancini), AChR-Ak-Titer, und die Morphologie und Anzahl der Blutzellen lichtmikroskopisch und elektronisch nach dem Widerstandsprinzip (Coulter Counter) bestimmt.

2.3 Ergebnisse

2.3.1 Adsorption von AChR-Ak an PVA-Gelen

2.3.1.1 Selektivität

Von den 3 untersuchten Adsorptionsgelen T-PVA, P-PVA und A-PVA ließ T-PVA die selektivsten Adsorptionseigenschaften für AChR-Ak erkennen. Die Abb. 15 zeigt ein typisches T-PVA-Durchflußdiagramm. Im Vergleich zu Gesamtprotein und Gesamt-IgG war die Konzentration der AChR-Ak in den Durchflußfraktionen, bezogen auf die ursprüngliche Konzentration, deutlich vermindert. Dieser selektive Effekt war zu Beginn des Adsorptionsverfahrens am stärksten ausgeprägt, wurde aber mit zunehmender Sättigung der Säule immer geringer. Bei einem Durchflußvolumen entsprechend dem Zweifachen des Säulenvolumens (d.h. 5,4 ml) betrug bei dem gezeigten Beispiel die selektive Adsorption von AChR-Ak gegenüber Gesamt-IgG 10:1, beim 8fachen Säulenvolumen war sie nur noch 2:1 (Abb. 16, Tabelle 2).

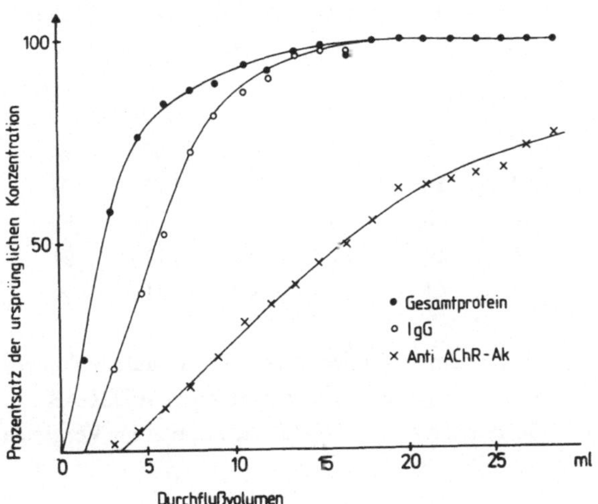

Abb. 15. Durchflußdiagramm des Plasmafiltrats eines MG-Patienten nach Chromatographie über ein T-PVA-Gel. Flußrate 13 ml/h cm^2; Temperatur 25°C Die Konzentrationen werden als Prozentsatz der ursprünglichen Konzentrationen wiedergegeben.

Auch im Vergleich von Gesamt-IgG und Gesamtprotein ließ sich eine ähnliche, wenn auch geringere selektive Adsorption beobachten. Die Plasmaaustauschfiltrate aller 6 untersuchten Patienten verhielten sich gleichartig (Tabelle 2). Lediglich bei den 2 Patienten mit den höchsten AChR-Ak-Titern wurde tendenziell eine geringere Selektivität beobachtet.

Tabelle 2: Absolute (A) und relative (B) Konzentrationen von Plasmaproteinen vor (A) und nach (B) Chromatographie über T-PVA-Gele

---

A: Absolute Konzentration in Plasmafiltraten

Patient	AChR-AK nmol/l	IgG g/l	Protein g/l
1	0,5	2,9	32
2	5,5	5,7	46
3	8	6,5	72
4	23	5,9	47
5	88	7,2	52
6	230	3,7	50

B: Gehalt an AchR-AK, IgG und Gesamt-Protein in unterschiedlichen Durchlaufvolumina von T-PVA-Säulen als Prozentsatz des ursprünglichen Gehalts in den Plasmafiltraten

Pat.	in 2 Säulenvolumina			in 4 Säulenvolumnina			in 8 Säulenvolumina		
	ACh-R AK	IgG	Protein	AChR-AK	IgG	Protein	AChR-AK	IgG	Protein
1	3	4	72	8	36	88	n.d.		
2	2	13	80	16	47	88	36	63	94
3	1	20	62	10	50	79	30	76	91
4	1	22	63	6	48	74	14	74	87
5	5	12	65	28	44	81	59	73	91
6	6	13	60	20	41	81	47	61	91

Bei einem Durchlaufvolumen entsprechend dem 2, 4 oder 8 fachen des Säulenvolumens nahm bei höheren Durchlaufvolumina die Menge der nicht adsorbierten AChR-AK zu, entsprechend verschlechterte sich die Selektivität der AChR-AK-Adsorption im Vergleich zu IgG.

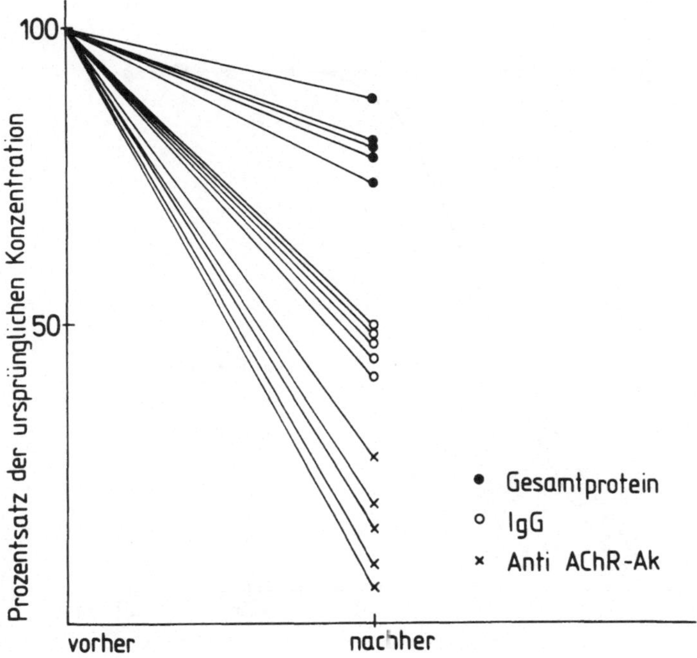

Abb. 16. Abfall von Gesamtprotein, Gesamt-IgG und AChR-Ak in Plasmafiltraten von 5 MG-Patienten nach Chromatographie über T-PVA-Gele in Prozentzahlen der Ausgangskonzentrationen. Durchflußvolumen = 4 x Säulenvolumen, Flußrate 13 ml/h cm^2, Temperatur 25°C

Demgegenüber konnte bei Aminopyrazolpyrimidin-PVA-Gelen eine gleichstarke selektive Adsorption von Gesamt-IgG und AChR-Ak im Vergleich zu Gesamtprotein festgestellt werden (Abb. 17). Eine zusätzliche selektive Bindung von AChR-Ak gegenüber Gesamt-IgG war nicht vorhanden. Damit ähnelt dieses Gel in seiner Bindungscharakteristik dem Protein A mit einer generellen Verminderung der IgG-Konzentration ohne zusätzlichen selektiven Effekt für AChR-Ak. Bei stärkerer Sättigung der A-PVA-Säule kam es hier zu einer Anreicherung der Durchflußfraktionen an AChR-Ak, was auf eine Ablösung bereits adsorbierter AChR-Ak vom Säulenmaterial hindeutet.

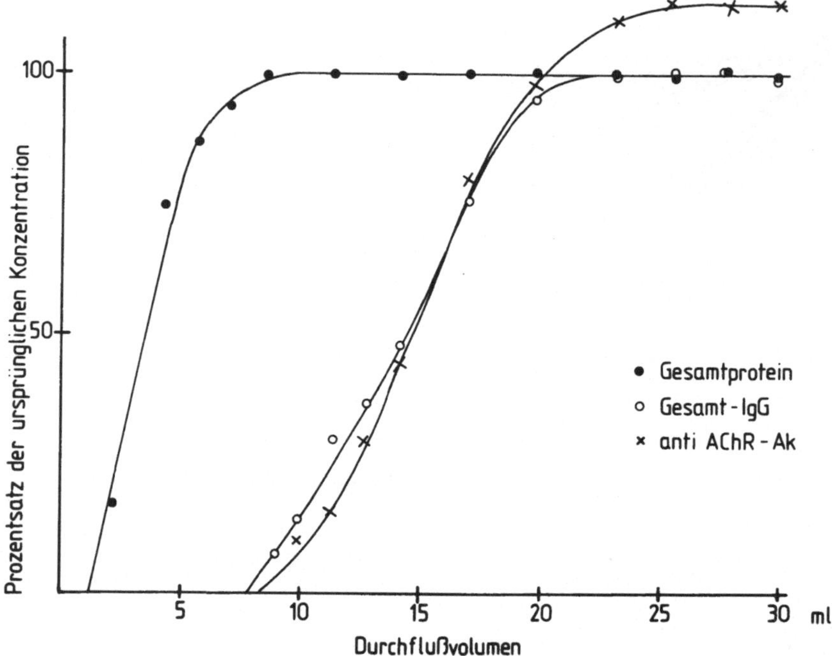

Abb. 17. Durchflußdiagramm desPlasmafiltrats eines MG-Patienten nach Chromatographie über ein A-PVA-Gel. (Bedingungen wie bei Abb. 15)

Bei P-PVA-Gelen ließ sich anfänglich eine deutliche Adsorption aller Plasmaproteine am Säulenmaterial nachweisen, mit verzögertem Erscheinen der Proteine in den Durchflußfraktionen. Dabei kam es offensichtlich zu einer raschen Sättigung der Säulenkapazität, eine darüber hinausgehende selektive Adsorption der AChR-Ak war nur noch gering zu erkennen (Abb. 18).

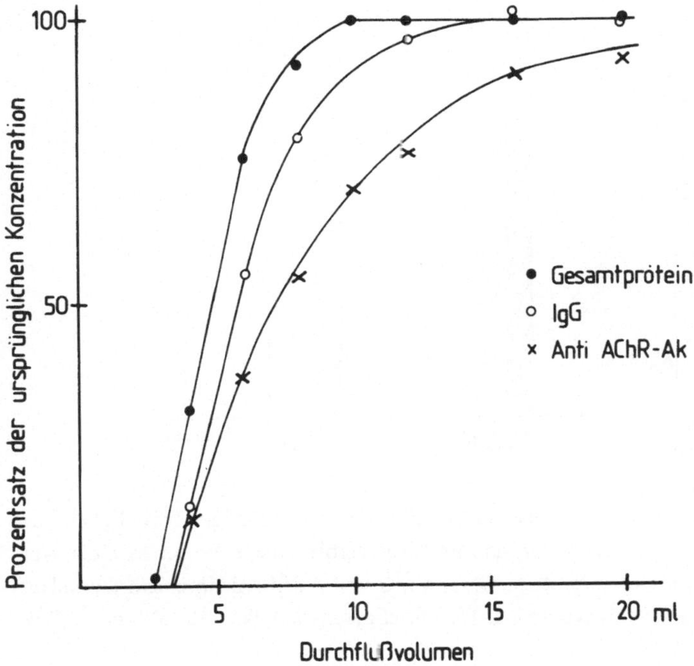

Abb. 18. Durchflußdiagramm des Plasmafiltrats eines MG-Patienten nach Chromatographie über ein P-PVA-Gel. (Bedingungen wie bei Abb. 15)

Nachdem sich das T-PVA-Gel als dasjenige mit der selektivsten Adsorption für AChR-Ak erwiesen hatte, wurden die folgenden Untersuchungen nur noch mit diesem Gel durchgeführt.

2.3.1.2 Abhängigkeit von Flußgeschwindigkeit und Temperatur

Die Selektivität der Adsorption von T-PVA-Gelen war unverändert über einen weiten Bereich von Flußgeschwindigkeiten zwischen 3 und 13 ml/h cm^2. Erst bei höheren Flußraten von 50 ml/h cm^2 verminderte sich die Selektivität der Adsorption mit einem signifikant höheren Gehalt an AChR-Ak in den Durchlauffraktionen (Abb. 19).

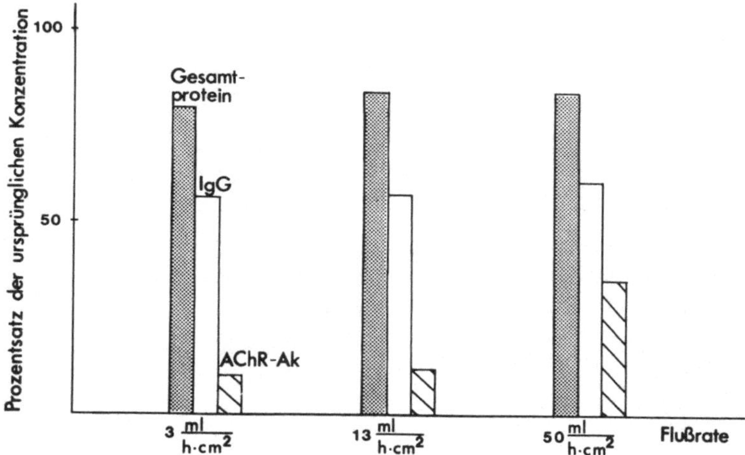

Abb. 19. Abhängigkeit der Selektivität für AChR-Ak von der Flußgeschwindigkeit. Die Höhe der Säulen gibt den nach Adsorption im Eluat verbleibenden Prozentsatz der Ausgangskonzentration von Gesamtprotein, Gesamt-IgG und AChR-Ak in einem Durchlaufvolumen entsprechend 4 Säulenvolumina. Durchflußgeschwindigkeit 13 ml/h cm², Temperatur 25°C.

Es fand sich auch eine Temperaturabhängigkeit der selektiven Adsorption. Bei 37 °C wurde eine höhere Adsorption von AChR-Ak (und geringer ausgeprägt auch von IgG und Gesamtprotein) beobachtet als bei 25°C oder 4°C (Abb. 20).

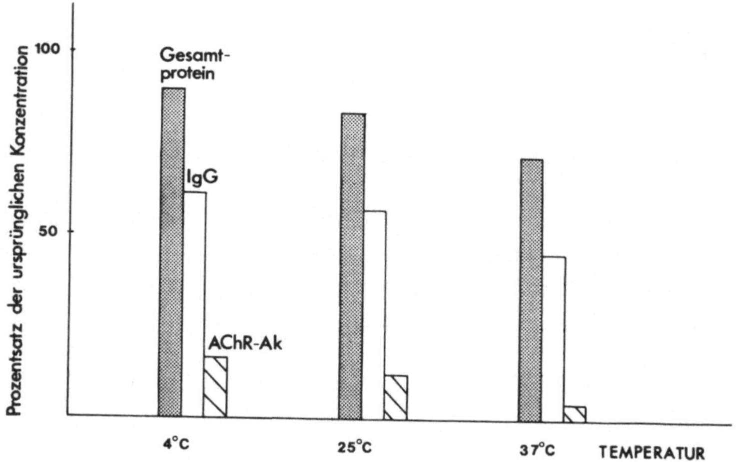

Abb. 20. Abhängigkeit der Selektivität für AChR-Ak von der Temperatur. Versuchsbedingungen wie in Abb. 19. Mit steigender Temperatur sind die selektiven Adsorptionsbedingungen für AChR-Ak am günstigsten bei noch tolerabler relativer Retention von Gesamtprotein und IgG

2.3.2 Desorption von T-PVA-Gelen

Durch Perfusion der beladenen T-PVA-Säulen mit 40 % (v/v) Glyzerin oder 50 % (v/v) Äthylenglykol konnte die Desorption des adsorbierten Materials erreicht werden. Selbst zweifach destilliertes Wasser konnte einen Teil des Adsorbats eluieren. Auch mit 6 Mol Harnstoff und 3 Mol NaSCN gelang die Desorption.

Dagegen ließen sich weder nach 4 Mol NaCl noch nach 1 Mol Glyzinpuffer, pH 2,5, AChR-Ak im Eluat nachweisen, so daß diese die Bindung der AChR-Ak an das Gel nicht zu lösen vermochten.

Mit Glyzerin regenerierte Säulen gewannen ihre volle Adsorptionskapazität nach Auswaschen des Desorptionsmediums mit 10 Säulenvolumina (30 ml) PBS zurück. Allerdings mußte der Zitratpuffer ACD-A der Desorptionslösung im Volumenverhältnis 1:8 zugesetzt werden, um zu verhindern, daß ebenfalls an der Säule adsorbiertes Fibrinogen (Yamazaki et al. 1982) unter der Desorption polymerisierte und die Säule verklebte. Nach Harnstoff-Desorption standen nur etwa 50 % der ursprünglichen Kapazität für eine erneute Beladung zur Verfügung.

2.3.3 Gradienten-Chromatographie von MG-IgG über T-PVA

Ein typisches Elutionsdiagramm einer Chromatographie von MG-IgG mit einem Glyzeringradienten von 0 - 60 % ist in Abb. 21 dargestellt.

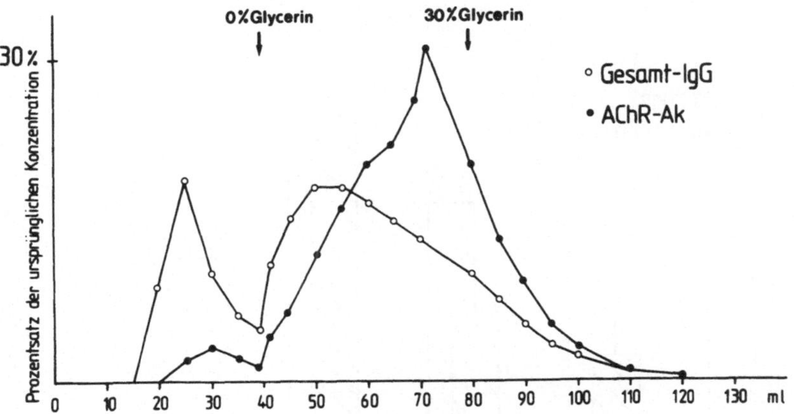

Abb. 21. Elutionsdiagramm einer Glyzerin-Gradienten-Chromatographie von MG-IgG über T-PVA. Die Konzentrationen von IgG und AChR-Ak sind als Prozentsatz der Ausgangskonzentration angegeben. Im Vorlauf der Gradienten-Chromatographie zwischen 15 und 40 ml Durchflußvolumen ließ sich mit PBS ein erheblicher Anteil des Gesamt-IgG, aber nur wenig AChR-Ak von der Säule eluieren. Der Hauptteil der AChR-Ak erschien erst bei einer Glyzerinkonzentration von etwa 25 % im Eluat.

Ein hoher Anteil des Gesamt-IgG wurde von der Säule nicht zurückgehalten, sondern erschien bereits in der PBS-Waschlösung, während nur ein geringer Teil der AChR-Ak von PBS bereits eluiert wurde. Der überwiegende restliche Teil des Gesamt-IgG löste sich dann bei niedriger Glyzerinkonzentration vom Gel ab, der Hauptanteil der AChR-Ak erschien aber erst bei höheren Glyzerinkonzentrationen um 25 % im Eluat. Mit allen 3 MG-IgG-Präparationen konnten ähnliche Elutionsdiagramme erhalten werden.

2.3.4 Adsorption von AChR-Ak-Fragmenten an T-PVA

Das Batch-Verfahren wurde gewählt, da für diese Versuche nur wenig Ausgangsmaterial zur Verfügung stand, die konfektionierten Minisäulen dafür aber zu groß waren.

Im Überstand fanden sich für IgG 44 %, für $F(ab')_2$-hybride 48 %, für $F(ab')_2$ 60 %, für Fab 90 % der Ausgangskonzentration (Abb. 22). Die entsprechenden Werte für AChR-Ak-Aktivität waren 12 %, 18 %, 30 % und 86 %. Werden die Prozentwerte für Gesamtgehalt der jeweiligen IgG-Fragmente und AChR-Ak-Aktivität nach Adsorption zueinander in Beziehung gesetzt, wobei das jeweilige Gesamtprotein als 100 % genommen wird, so erhält man ein Maß für eine selektive, über die unspezifische Bindung hinausgehende Adsorption der AChR-Ak. Es ergeben sich die Werte 73 % für IgG, 62 % für $F(ab')_2$-Hybride, 50 % für $F(ab')_2$ und 4 % für Fab. Während also AChR-Ak-Fab nicht selektiv adsorbiert wurde, ließ sich für $F(ab')_2$ und mehr noch für intaktes AChR-Ak-IgG eine selektive Bindung an das Gel nachweisen.

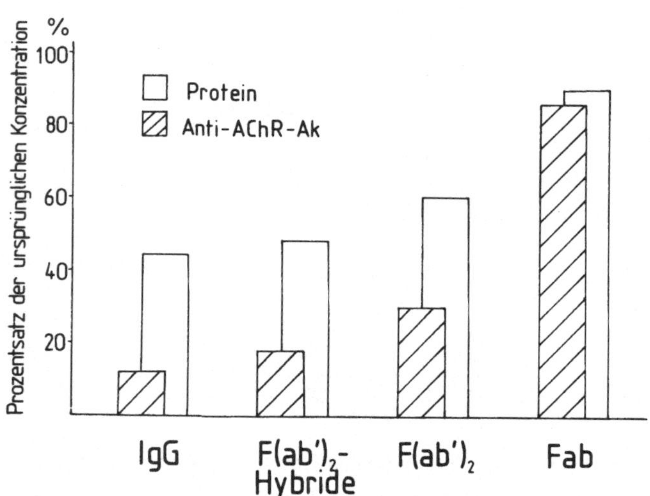

Abb. 22. Adsorption von IgG und IgG-Fragmenten eines MG-Patienten an T-PVA-Gel. Die Konzentrationen von IgG und IgG-Fragmenten (gemessen als Gesamtprotein) und AChR-Ak nach Adsorption sind als Prozentsatz der Ausgangskonzentrationen gegeben.

2.3.5 Hämoperfusion von T-PVA-Säulen

Bei Hämoperfusion von ACD-antikoaguliertem Blut von 3 Myastheniepatienten über Minisäulen mit T-PVA fanden sich ähnliche Durchflußprofile für AChR-Ak, IgG und Gesamtprotein wie bei der Plasmaperfusion (Abb. 23). Die Selektivität des Verfahrens war allerdings geringer ausgeprägt. In einem Blutvolumen von 12 ml (entspricht 4 Säulenvolumina) ließ sich ein durchschnittlicher Abfall von 75 % für AChR-Ak, 50 % für IgG und 20 % für Gesamtprotein nachweisen (Abb. 24). Die Anzahl der Leukozyten und Thrombozyten war in den ersten Fraktionen deutlich erniedrigt, stieg dann aber im Falle der Leukozyten auf etwa 90 %, bei den Thrombozyten auf 60 % der Ausgangswerte an (Abb. 25). Während die Leukozyten lichtmikroskopisch unauffällig blieben, kam es bei den Plättchen zu einer erheblichen Aggregatbildung zu Beginn der Perfusion, die erst allmählich in ein normales Zellbild überging. Die Anzahl der Erythrozyten veränderte sich praktisch nicht, eine Hämolyse war nicht nachweisbar (Abb. 25).

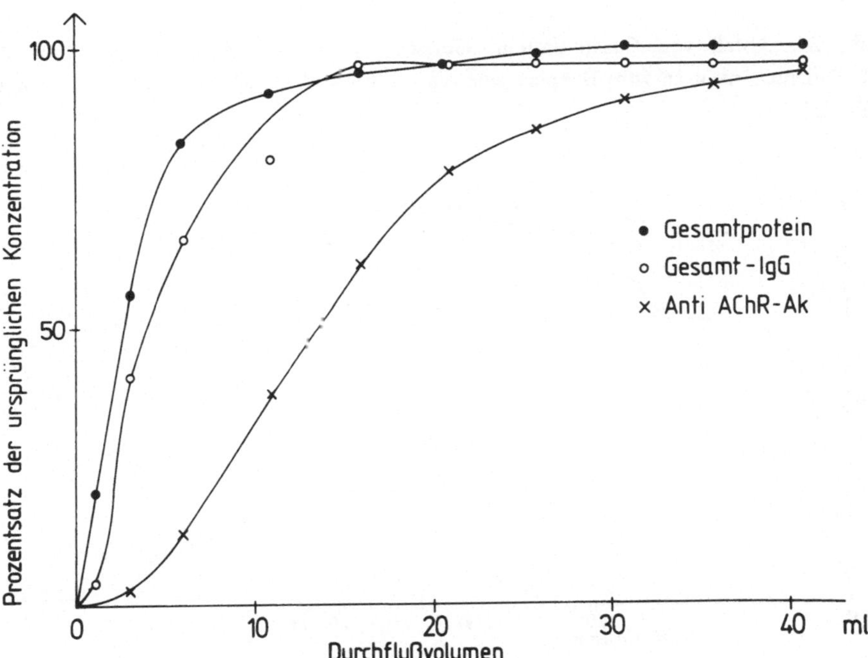

Abb. 23. Durchflußdiagramm von ACD-Blut eines MG-Patienten nach Perfusion über T-PVA-Gel. Flußrate 13 ml/h cm^2, Temperatur 25°C. Die Konzentrationen von Gesamtprotein, Gesamt-IgG und AChR-Ak werden als Prozentsatz der Ausgangskonzentrationen gegeben.

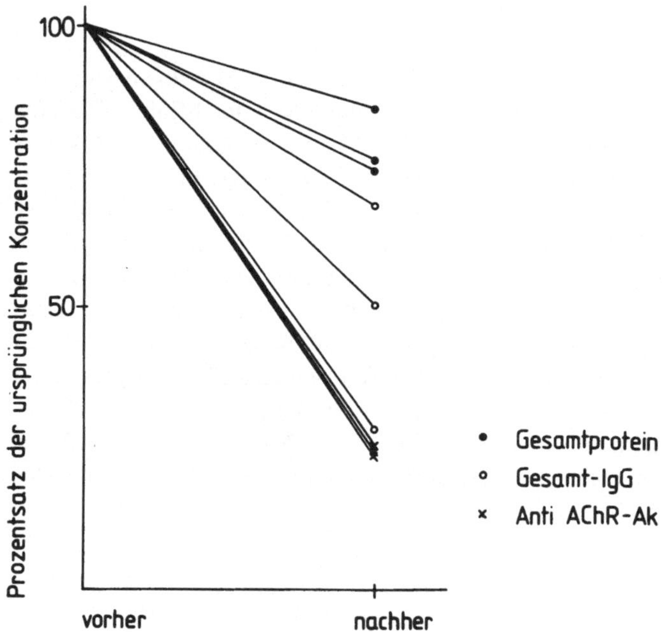

Abb. 24. Abfall von Gesamtprotein, Gesamt-IgG und AChR-Ak im Blut von 3 MG-Patienten nach In-vitro-Blutperfusion von T-PVA (Versuchsbedingungen wie bei Abb. 23).

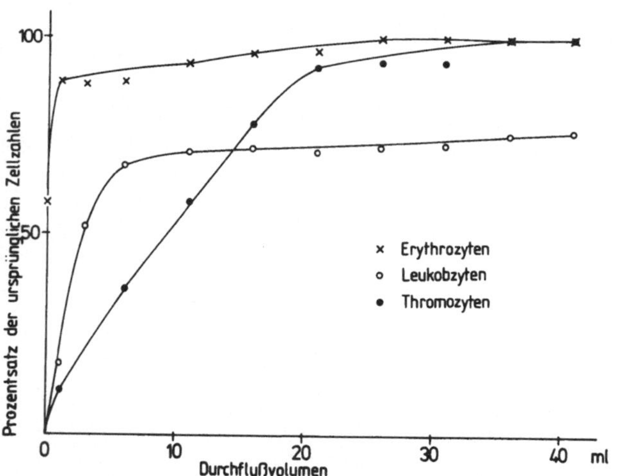

Abb. 25. Veränderungen der Zahl von Erythrozyten, Lymphozyten und Thrombozyten in Prozent der Ausgangszahl nach Perfusion von Blut eines MG-Patienten über ein T-PVA-Gel. Die Erythrozytenzahl veränderte sich praktisch nicht. Demgegenüber war die Zahl der Leukozyten und Thrombozyten anfänglich deutlich erniedrigt, erholte sich bei den Leukozyten langsam bis fast auf die Ausgangswerte, bei den Thrombozyten schneller bis auf etwa 60 % der Ausgangswerte.

2.4 Diskussion

Bei in vitro Untersuchungen zeigte ein tryptophankonjugiertes Vinylalko-
hol-Polymer eine selektive Adsorption von AChR-Ak aus Plasma von Myastheniepatienten. Die selektive Affinität der Auto-Ak fand sich nicht nur im Vergleich zu Gesamtprotein, sondern auch gegenüber Gesamt-IgG und war bei allen
untersuchten Plasmaproben nachzuweisen (Heininger et al. 1985). Im Gegensatz
dazu zeigten sich bei A-PVA Protein-A-ähnliche Adsorptionscharakteristika mit
weitgehender Verminderung des Gesamt-IgG, während P-PVA unter unseren
Versuchs- und Meßbedingungen keine selektive Adsorption aufwies. Das
Bindungsverhalten anderer Plasmaproteine und Elektrolyte an den T- und
P-PVA-Säulen wurde nicht untersucht, da dazu umfangreiche Arbeiten anderer
Autoren vorliegen. So konnten Yamazaki et al. zeigen (1982), daß zudem vor
allem Fibrinogen am Säulenmaterial gebunden wird, während Behm et al. (1987)
die Adsorption von Komplement und -spaltprodukten nachweisen konnten.

Die ans Gel gebundenen Proteine ließen sich durch organische Lösungsmittel
desorbieren, also durch Agenzien, die die Polarität von Biomolekülen vermindern, sowie durch chaotrope Substanzen, die jede Art gerichteter, nichtkovalen-
ter Wechselwirkungen in wäßrigen Medien abschwächen. Lösungen, die ionische
Wechselwirkungen schwächen, wie hochmolare NaCl oder saure Puffer, also
Medien, die bevorzugt bei der Affinitätschromatographie eingesetzt werden,
hatten keinen Effekt. Durch diese Desorptionsbedingungen wurde die
physikochemische Wechselwirkung zwischen Adsorbens und Adsorbat als
<u>hydrophobe Interaktion</u> definiert.

Als hydrophobe Interaktion wird die Wechselwirkung nichtpolarer und unge-
ladener Moleküle untereinander in einem wäßrigen Medium bezeichnet.
Nichtpolare Moleküle stören nämlich in wäßriger Lösung den geordneten Ver-
band der Wassermoleküle, was aus thermodynamischer Sicht Energie verbraucht.
Deshalb trachtet das System danach, die hydrophoben Moleküle zusam-
menzuführen, um so den von ihnen eingenommenen Platz zu verringern, ein
Vorgang, der Energie liefert (Abb. 26) (Reid 1983).

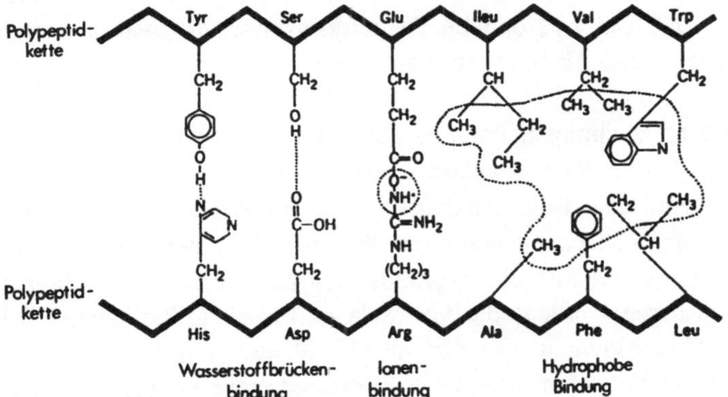

Abb. 26. Nichtkovalente Bindungen zwischen Biomolekülen. Die Wechselwirkungen
werden durch gestrichelte Linien angezeigt

Die hydrophobe Interaktion spielt eine große Rolle bei der Wechselwirkung von Biomolekülen. Sie kann z.B. bis zu 50 % der Bindungsstärke einer Antikörper-Antigen-Bindung beitragen (Roitt et al. 1985).

Die unterschiedliche Hydrophobizität von Biomolekülen liegt einem biochemischen Trennverfahren, der hydrophoben Interaktionschromatographie (HIC) zugrunde (Rosengren et al. 1975). Dabei nutzt man die unterschiedliche Hydrophobizität von Biomolekülen zu ihrer fraktionierten Auftrennung, wobei die Hydrophobizität je nach Fragestellung durch hochmolare Salzpuffer verstärkt oder durch organische Lösungsmittel oder Detergenzien vermindert wird. So gelang es, equines IgG als hydrophobe Substanzklasse in einem einstufigen säulenchromatographischen Verfahren von den übrigen Serumproteinen abzutrennen (Goudswaard et al. 1977).

Die Bedingungen der T-PVA-Chromatographie, insbesondere die Elutionsbedingungen sind mit den Bedingungen der HIC identisch. Auch die Temperaturabhängigkeit mit einer Verstärkung der Bindung und Selektivität bei höheren Temperaturen entspricht der der HIC und steht im Gegensatz zur Schwächung polarer Wechselwirkungen unter Temperaturerhöhung.

Durch Gradientenelution mit Glyzerin an T-PVA-Säulen konnte gezeigt werden, daß die AchR-Ak der MG-Patienten offenbar deutlich hydrophober snd als der Großteil der übrigen IgG-Moleküle und deshalb erst bei höheren Glyzerinkonzentrationen von der Säule eluieren.

Welcher Teil des AChR-Ak-Moleküls ist für das hydrophobe Bindungsverhalten verantwortlich? Da bei Adsorption von Fab keine selektive Bindung der Auto-Ak-Fragmente zu erkennen war, $F(ab')_2$ und das native AChR-Ak-IgG-Molekül aber selektiv von T-PVA gebunden wurden, ließ sich der Molekülteil, der das hydrophobe Bindungsverhalten trägt, auf die Hinge-Region und den Fc-Teil eingrenzen (s. Abb. 14). Die hydrophobe Interaktion der AChR-Ak ist also unabhängig von ihrer Antigenspezifität, die von der variablen Region des Fab vermittelt wird (Abb. 14). Die selektive Adsorption von $F(ab')_2$--Heterodimeren, die nur eine Hälfte eines AChR-Ak mit seinem AChR--spezifischen Fab-Teil und seiner Hinge-Region tragen, unterschied sich nicht wesentlich von der, der $F(ab')_2$-Homodimeren. Da das faktisch monomere $F(ab')_2$-Heterodimere an der T-PVA-Säule adsorbiert wurde, konnte damit ausgeschlossen werden, daß die hydrophobe Bindungseigenschaft zwar auf dem variablen Fab-Teil des AChR-Ak liegt, aber zu schwach ist, um auch als monomeres Fab zu binden.

Die vorliegenden Untersuchungen konnten nicht nur eine neue Methode der selektiven Adsorption beschreiben, sondern überraschenderweise neue, bislang unbekannte physikochemische Eigenschaften der AChR-Ak aufzeigen. Noch unklar bleibt aber, welche Mechanismen diese Eigenschaften der Auto-Ak begünstigen. Indirekte Hinweise auf die zugrunde liegenden Prinzipien könnten aber aus Befunden gezogen werden, die von Sela u. Mozes (1966) zuerst bei Kaninchen und von Underdown u. Goodfriend (1970) auch bei Menschen erbracht wurden. Sie konnten zeigen, daß die Nettoladung eines Antigens die Ladung des dagegen gerichteten Ak bestimmt (Abb. 27). Demzufolge werden gegen ein insgesamt z.B. negativ geladenes Antigen positiv geladene Ak produziert werden. Die Ladung des Epitops, gegen das der einzelne Ak gerichtet ist, war dabei nicht von Belang. So ist es möglich, daß ein positiv geladenes Epitop trotzdem zur Bildung eines insgesamt positiv geladenen Ak Anlaß gab, solange das Antigen als Ganzes negativ geladen ist. Damit wird aufgrund der globalen elektrostatischen Anziehung zwischen Antigen und Ak eine optimale Annäherung und Bindungsbereitschaft gewährleistet. Sela et al. (1970) konnten weiter nachweisen, daß die zum Antigen gegensätzliche Ladung der Ak nicht auf der Antigen-Bindungsstelle, dem Fab-Teil, getragen wird, also nichts mit der Ak-Spezifität zu tun hat.

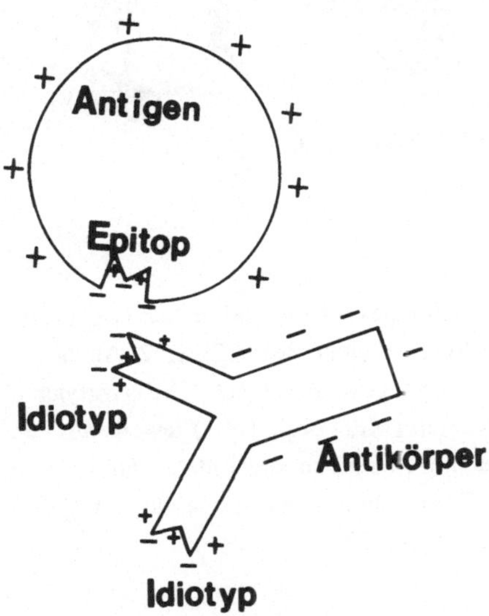

Abb. 27. Schematische Darstellung des Konzepts von Sela et al. (1970). Ein insgesamt negativ geladenes Antigen gibt zur Bildung positiv geladener Antikörper Anlaß, ungeachtet der Ladungsverteilung auf dem jeweiligen Epitop. Die hypervariable Region (Idiotyp) auf dem Fab-Teil ist für die Ak-Spezifität verantwortlich.

Hydrophobe Moleküle zeichnen sich durch nichtpolare Wasserstoff-Kohlenstoff- und Kohlenstoff-Kohlenstoff-Bindungen aus. Selbst ein so polares Medium wie Wasser ist nicht in der Lage diese Bindungen zu polarisieren. So wie sich gegensinnig geladene Ionen anziehen, kommt es im wäßrigen Medium zur Anziehung und nichtkovalenten Bindung hydrophober Moleküle untereinander (Abb. 26).

Unter der Annahme, die Befunde von Sela ließen sich auf die hydrophobe Bindung übertragen, würde das bedeuten, daß ein hydrophobes Antigen zur Bildung hydrophober Ak Anlaß geben würde. Damit wäre die globale Annäherung des Ak an sein Antigen begünstigt. Nun ist der nikotinische AChR (Abb. 28), das Antigen bei der MG, als integraler Bestandteil der postsynaptischen Membran tatsächlich ein sehr hydrophobes Molekül, das z.B. nur durch Zugabe von Detergenzien in wäßriger Lösung gehalten werden kann.

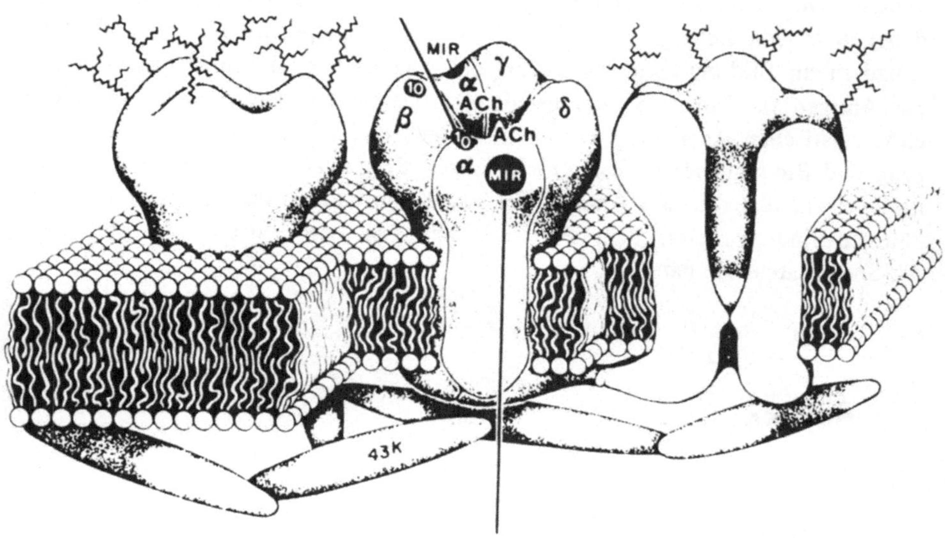

Abb. 28. Darstellung der dreidimensionalen Struktur des AChR und seiner Lagebeziehung zur postsynaptischen Membran. Die 5 Untereinheiten des AChR, 2 Alpha-, 1 Beta-, 1 Gamma- und 1 Delta-Polypeptidkette sind gekennzeichnet. Die Azetylcholin-Bindungsstelle und die Haupt-Immunogene-Region (MIR) (vgl. 1.3.1) jeweils auf den Alpha-Untereinheiten sind markiert. Die Untereinheiten sind so angeordnet, daß in ihrer Mitte ein Kanal freibleibt, der bei Bindung des Transmittermoleküls Azetylcholin geöffnet wird (s. Schnittmodell rechts). (Aus Lindstrom et al. 1987).

Das derzeit akzeptierte Modell geht davon aus, daß z.B. die Alpha-Untereinheit des AChR 5 transmembrane Abschnitte enthält, die naturgemäß sehr hydrophob sind (Abb. 29) (Ratnam et al. 1986).

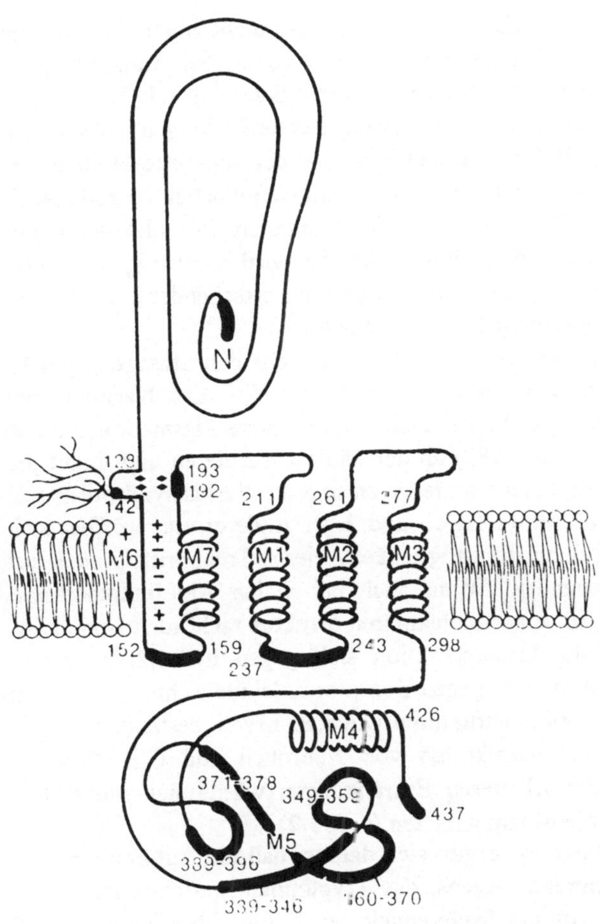

Abb, 29. Transmembranöse Orientierung der Polypeptidkette der AChR--alpha-Untereinheit. Die MIR liegt auf dem extrazellulären N-terminalen Ende der Untereinheit im Bereich von Aminosäurensequenz 46 bis 127. (Aus Ratnam et al. 1986).

Zwar sind die AChR-Ak in ihrer überwiegenden Mehrheit gegen die "Haupt-Immunogene-Region" des extrazellulären, nichthydrophoben N-Terminus der Alpha-Untereinheit gerichtet (Tzartos et al. 1982). Bei Anwendung des Konzepts von Sela et al. (1970) sollte aber nur die Hydrophobizität des gesamten Antigens entscheidend die physikochemischen Eigenschaften des gesamten AChR-Ak-Moleküls bestimmen, die Ladung der einzelnen Epitope und die Ak-Spezifität keinen Einfluß darauf haben. Dazu würde auch passen, daß nach den vorliegenden Befunden die hydrophobe Bindungsfähigkeit der AChR-Ak nicht auf dem Fab-Fragment lokalisiert ist. Es wäre auch kein Widerspruch zu diesem Konzept, daß der hydrophobe, in der Membran gelegene Molekülanteil des AChR für die humoralen Immunfaktoren in situ gar nicht zugänglich ist, die Vorteile hydrophober AChR-Ak hinsichtlich einer verbesserten Annäherung an das Antigen also gar nicht zur Geltung kommen. Wie Sela et al. (1970) nämlich zeigen konnten, wird die zum Antigen entgegengesetzte Ladung der Ak schon sehr früh im Stadium der zellulären Induktionsphase der Immunreaktion determiniert. Auf zellulärer Ebene aber liegt das die Immunantwort auslösende Antigen, im Falle der MG der AChR oder seine Untereinheiten, in molekularer, aus dem Membranverband herausgelöster Form vor. So wird hier möglicherweise eine Ladung der Auto-Ak vorgegeben, die den in situ herrschenden, für die Immunreaktion relevanten Gegebenheiten nicht adäquat ist.

Die hydrophobe Bindung der Auto-Ak gehorcht nicht den strengen spezifischen Mechanismen einer Immunreaktion. Dies bringt Vor- und Nachteile mit sich. Zu den Nachteilen gehört, daß auch andere hydrophobe Plasmaproteine wie z.B. Fibrinogen (Yamazaki et al. 1982) an der Säule adsorbieren und damit die Kapazität für den pathogenen Faktor erniedrigen und zu Verlustsyndromen wie z.B. Gerinnungsstörungen führen (s. 3.3.3 und 3.4). Andererseits eröffnet sich aus der Unspezifität der Bindung die Möglichkeit, dieses Trennprinzip auch auf andere Erkrankungen anzuwenden. Wenn auch bei vielen Autoimmunerkrankungen das Antigen bislang in seiner molekularen Struktur nicht identifiziert ist, so ist es vorstellbar, daß die Immunreaktion sich gegen hydrophobe Membranstrukturen und hier insbesondere gegen Rezeptormoleküle richtet. Vor allem in der Neurologie werden Membranstrukturen wie z.B. Myelinbestandteile, aber auch verschiedenste Oberflächenstrukturen von Neuronen und Gliazellen als Autoantigene verdächtigt. Bei all diesen Erkrankungen würde sich die hydrophobe Adsorption als Therapieprinzip anbieten (s. 3.3.2).

Ein weiterer Vorteil der Methode ergibt sich daraus, daß die Autoimmunreaktion nicht gegen das adsorbierende Agens, das Tryptophan, gerichtet ist. Somit ist nicht zu befürchten, daß von der Säule abgelöstes Antigen den Immunprozeß unterhalten könnte. Das eröffnet auch die Möglichkeit Blut direkt über die Säule zu perfundieren, die immunkompetenten Zellen also direkt mit der Säule in Kontakt zu bringen.

Prinzipiell wäre dies machbar, denn auch bei In-vitro- Hämoperfusion zeigte T-PVA eine selektive AChR-Ak-Adsorption, wenn auch die Selektivität im Vergleich zur Plasmaperfusion erniedrigt war. Dies könnte auf eine Wechselwirkung mit Blutzellen zurückzuführen sein, die entweder aufgrund unspezifischer Einschlußphänomene sich in Gelporen fangen oder infolge hydrophober Bindungsstellen abdecken könnten. Thrombozyten und Lymphozyten könnten dafür in Frage kommen, da sie vor allem zu Beginn der Säulenperfusion deutlich abfielen. Zumindest hinsichtlich der Einfangverluste könnte eine Veränderung der Körnchengeometrie Abhilfe schaffen. Auch ein Wechsel des Trägermaterials wäre zu diskutieren, da sich PVA im Vergleich zu anderen Materialien vor allem hinsichtlich der Komplementaktivierung als weniger biokompatibel erwiesen hat (Bosch et al. 1987). Zudem werden während der Perfusion vom PVA kleinste Partikel abgeschilfert, was Asahi veranlaßt hat, für die klinische Plasmaperfusion Partikelfilter (Porengröße 0,22 μm) nachzuschalten, und die Adsorptionssäulen für die klinische Hämoperfusion nicht zuzulassen. Trotz dieser Einschränkungen traten aber unter experimenteller Hämoperfusion von P-PVA bei Hunden in vivo keine wesentlichen klinischen Komplikationen auf (Iizuka et al., 1983). Mit der Schaffung neuer Trägermaterialien könnte die Hämoperfusion in Zukunft möglicherweise auch für die klinische Anwendung am Menschen praktikabel werden. Die in vitro Untersuchungen waren unabdingbare Voraussetzung einer in vivo Anwendung der Adsorptionssäulen. Die in vitro selektive Adsorption implizierte aber nicht notwendigerweise, daß die Adsorption bei Patienten therapeutisch auch wirksam ist, denn die von der T-PVA Säule adsorbierten Auto-Ak könnten

1. für die pathogene Wirkung in vivo (z. B. wegen geringerer Komplementaktivierung) weniger bedeutsam sein als die nicht adsorbierten,

2. in vivo geringere antigenspezifische Affinität haben und somit für die immunpathologische Wirkung weniger relevant sein als höheraffine Ak. Deshalb mußte die klinische Wirksamkeit in einer Studie in vivo gezeigt werden.

3 In vivo Untersuchungen

In der Folge soll die Methode der selektiven hydrophoben Adsorption nach einer inzwischen internationalen Sprachregelung als Immunadsorption bezeichnet werden, auch wenn die Bezeichnung nicht glücklich erscheint, da es sich weder um eine immunologische Reaktion handelt, noch ausschließlich immunologische Faktoren durch die Säule adsorbiert werden.

3.1 Patientengut

3.1.1 Myasthenia gravis

Insgesamt 15 MG-Patienten wurden mit Immunadsorption (IA) (s.o. Definition) behandelt. Die Diagnose einer MG wurde auf Grund der typischen Anamnese, des klinischen Befundes, eines positiven Tensilontests, eines Dekrements bei repetitiver Nervenstimulation und des positiven AChR-Ak-Titers gestellt. Die wesentlichen Patientendaten sind in Tabelle 3 zusammengestellt.

In der ersten Phase der klinischen Untersuchungen, als eine klinische Wirksamkeit der IA noch nicht gesichert war, wurden vornehmlich Patienten mit chronischer schwerer MG ohne Krise behandelt, die mit Immunsuppression nicht befriedigend eingestellt waren. Erst in der zweiten Phase der klinischen Untersuchungen wurden auch MG-Patienten in der Krise mit IA therapiert. Insgesamt 8 Patienten wurden in Köln, 7 MG-Patienten in Düsseldorf mit IA behandelt.

Im folgenden sollen die Krankengeschichten von 3 der 15 MG-Patienten beispielhaft dargestellt werden.

Tabelle 3: Übersicht über die mit Immunadsorpiton behandelten Patienten mit generalisierter Myasthenia gravis

Nr.	Pat.	Ge-schlecht	Alter (Jahre)	Krankheits dauer (J.)	AChR-AK nmol/l	Indikation + zur IA	Anzahl der IA
Verfahren A (Zytozentrifuge, IA über 2 TPVA-Säulen, Universität Köln							
1	J.W.	F	31	5	262	3	2
2	H.R.	F	22	8	87	3	8
3	R.V.	F	22	6	83	3	1
4	H.S.	M	50	18	15	3	4
5	R.K.	F	23	4	35	1	8
6	E.W.	F	78	1	23	1	6
7	K.S.	F	70	5	42	3	62
8	F.V.	F	38	4	113	1	8
Verfahren B (Hohlfaserfilter, IA über 1-T-PVA-Säule, Universität Düsseldorf)							
9	S.K./16	F	16	2	240	1	2
10	J.G.	M	39	9	0,9	2	2
11	I.S.	F	58	1	82	1	7
12	L.H.	F	66	10	0,4	1	1
13	S.K./26	F	26	1	520	1	4
14	M.K.	F	49	16	46	2	5
15	M.F.	F	47	10	30	3	5

Sämtliche Angaben beziehen sich auf den Beginn der Immunadsorptionstherapie
+ Indikation 1 = myastenische Krise, 2 = Vorbereitung zur Operation (z.B. Thymektomie, Fraktur), 3 = Chronische MG mit nicht befriedigender Einstellung durch Immunsuppressiva

Fall 1 (S.K./16): Bei der 16jährigen Patientin hatte sich im Laufe eines Jahres zunehmend eine Schwäche vor allem der von den Hirnnerven versorgten Muskulatur entwickelt mit im Vordergrund stehenden Schluck- und Sprechstörungen, gefolgt von Ateminsuffizienz. Ein positiver Tensilontest, ein positives Dekrement im M. deltoideus und ein stark erhöhter AChR-Ak-Titer sicherten die Diagnose einer MG. Trotz anfänglich gutem Ansprechen auf eine immunsuppressive Therapie kam es nach einem grippalen Infekt zu einem krisenhaften Verlauf. Wegen der erheblichen Schluckstörung mit Aspirationsgefahr und Ateminsuffizienz (Vitalkapazität 1,1 l) wurde eine Verlegung auf die Intensivstation notwendig, und noch am selben Tag wurde eine Behandlung mit IA eingeleitet.

Fall 2 (S.K./26): Die 26jährige Patientin hatte vor einem Jahr erstmals an tageszeitlich abhängigen Doppelbildern, dann auch an allgemeinem Schwächegefühl, Schluck-, Kau- und Sprechstörungen, auch Atemnot gelitten, die sich nach

Diagnose einer MG und Therapie mit Cholinesterasehemmern weitgehend besserten. Vor 3 Monaten hatten dieselben Beschwerden krisenhaft zugenommen, eine daraufhin eingeleitete PP-Therapie mit insgesamt 6 Austauschen in einem auswärtigen Krankenhaus führte zu einer schnellen Besserung (s. Abb. 38). Einer immunsuppressiven Therapie und geplanten Thymektomie hatte sich die Patientin aber zunächst entzogen. Jetzt kam sie bei deutlich verschlechtertem, erneut kritischem Befund (Vitalkapazität 1,2 - 1,5 l) doch zur Vorbereitung einer Thymektomie. Eine Immunsuppression wurde wegen Kinderwunsch abgelehnt, weshalb eine Behandlungsserie mit IA zur Krisenbehandlung und Operationsvorbereitung durchgeführt wurde.

Fall 3 (M.F.): Bei der jetzt 47jährigen Patientin war seit 1978 eine generalisierte MG bekannt. Nachdem sie unter immunsuppressiver Medikation jahrelang nur geringe Symptome hatte, kam es bei unveränderter Medikation zuletzt zu einer progredienten Zunahme insbesondere der bulbären Schwäche mit krisenhafter Verschlechterung mit Beatmungspflichtigkeit Anfang 1988. Nach dreimaliger PP trat parallel zum Absinken des AChR-Ak-Titers eine deutliche Besserung ein (s. Abb. 39). Im Laufe von 4 Monaten verschlechterte sich die Muskelkraft aber wieder langsam zunehmend, verbunden mit einem erneuten deutlichen Anstieg der AChR-Ak. Da nach unseren Erfahrungen ein AChR-Ak-Anstieg oft einer myasthenen Krise um bis zu mehreren Wochen vorausgeht (Besinger et al. 1983), entschlossen wir uns frühzeitig zu einer IA-Behandlung.

3.1.2 Chronische Polyneuritis

Insgesamt 3 Patienten mit CIDP wurden mit IA behandelt. Da bei den CIDP-Patienten das Antigen und die Spezifität der Auto-Ak unbekannt ist, im Gegensatz zu den MG-Patienten somit kein Ak-Test zur Einschätzung der Effizienz der Behandlung zur Verfügung stand, mußte die Beurteilung der Wirksamkeit anhand der Beschreibung der klinischen und elektrophysiologischen Veränderungen, ihrer zeitlichen Bezüge zu den Austauschbehandlungen und zur sonstigen Immuntherapie erfolgen.

Fall 1 (W.J.): Bei einer 26jährigen Frau war es im Verlauf eines Jahres zu insgesamt 3 Schüben gekommen, wobei bei der Atopikerin auch allergische Reaktionen als fraglich auslösendes Moment vorausgingen. Dabei war innerhalb weniger Tage eine aufsteigende schlaffe Tetraparese mit begleitenden strumpf- bzw. handschuhförmigen Sensibilitätsstörungen aufgetreten. Die Diagnose einer CIDP wurde nach etablierten Kriterien (Dyck u. Arnason 1984) gestellt. Die Symptomatik bildete sich unter Therapie mit Glukokortikosteroiden jeweils innerhalb von 1 - 2 Monaten vollständig zurück. Während eines erneuten Schubs konnte eine 4wöchige hochdosierte Prednisontherapie ein Fortschreiten der Symptomatik bis zur fast vollständigen Tetraplegie mit Ateminsuffizienz nicht verhindern. Komplizierend kam hinzu, daß unter den früheren Glukokortikoid-therapien ein vorbekannter Primärkomplex sich zur offenen Tuberkulose entwickelt hatte, die seit Monatsfrist mit einer tuberkulostatischen Dreierkombination (Myambutol, Streptomycin, Rifampicin) therapiert wurde, so daß eine aggressive Immunsuppression nicht angeraten schien und wir uns zu einer PP entschlossen. Eine dreimalige Standard-PP führte zu einer dramatischen Besserung (s. Abb. 42). Beginnend etwa 2 Tage nach dem 1. Austausch kam es zu einer raschen klinischen Besserung, die sich innerhalb von 2 Wochen bis zu einer fast vollständigen Erholung fortsetzte, begleitet von einer ebenfalls eindrücklichen Besserung der neurographischen Meßwerte. Aber schon nach einer Woche war erneut eine Verschlechterung erkennbar, und nach weiteren 10 Tagen war wieder der Ausgangszustand einer fast vollständigen Tetraplegie erreicht. Jetzt führten wir eine IA durch, nachdem die Patientin nach entsprechender Aufklärung ihr Einverständnis gegeben hatte.

Fall 2 (J.S.): Die damals 16jährige Patientin mit CIDP war bereits 1979, nachdem sie gegenüber Immunsuppressiva initial nicht angesprochen hatte, mit ausgezeichnetem und reproduzierbarem Erfolg wiederholt plasmapheriert worden (s. Abb. 7; Toyka et al. 1982). In der Folge hatte sich unter Azathioprin und Prednison der klinische Zustand stabilisiert. Unterbrochen von einer kurzen Periode, in der die Patientin ihre Medikamente abgesetzt hatte, befand sie sich unter Immunsuppressiva über mehrere Jahre in Remission (s. Abb. 7). Wegen eines Kinderwunsches wurde 1985 die Medikation abgesetzt. Schwangerschaft und Geburt eines gesunden Kindes 1986 verliefen normal. Seit Anfang 1988 entwickelten sich erneut langsam zunehmend Paresen aller Extremitäten, die zuletzt auch unter Immunsuppression erheblich zunahmen (s. Abb. 43), so daß wir uns mit dem Einverständnis der Patientin zu einer IA-Behandlung entschlossen.

Fall 3 (M.H.): Bei dem jetzt 57jährigen Patienten war seit 1958 eine chronisch--rezidivierende CIDP bekannt. Die insgesamt 10 Rezidive, die sich gut auf Glukokortikosteroide zurückbildeten, hatten aber zunehmend Residuen hinterlassen mit Schwäche und deutlichen Muskelatrophien. Zuletzt war ein steroid--induzierter Diabetes mellitus aufgetreten. Seit einem halben Jahr war der Patient auf 100 mg Azathioprin eingestellt worden. Unter dieser Medikation hatte er jetzt erneut ein Rezidiv erlitten mit rasch progredienten, zuletzt mäßigen Tetraparesen und wurde uns zur PP zuverlegt. Mit seinem Einverständnis führten wir eine Serie mit 5 IA durch.

3.1.3 Aufklärung und Einverständniserklärung

Alle Patienten wurden vorher über die theoretischen Grundlagen, die Methodik und die möglichen Risiken der neuen Behandlung aufgeklärt und gaben ihr schriftliches Einverständnis.

3.2 Methoden

3.2.1 Anaphylatoxin-Radioimmunoassay

Die quantitative Bestimmung der Komplementspaltprodukte C3a und C5a wurde nach einer von Hugli u. Chenoweth (1980) beschriebenen Methode durchgeführt.

Die Plasmaproben wurden mit einer bestimmten Menge 125J-markierten C3a des Arg (bzw. C5a des Arg) (Upjohn, Kalamazoo, USA) versetzt. Kaninchen anti C3a des Arg-Ak (bzw. anti C5a des Arg-Ak) (Upjohn) wurde hinzugefügt. Dieser Radioimmunoassay beruht darauf, daß das Anaphylatoxin aus der Patientenprobe mit dem zugesetzten radioaktiv markierten Anaphylatoxin um die Bindungsstellen der Ak konkurriert. Der Antigen-Ak-Komplex wird durch Ziegen-anti-Kaninchen-IgG ausgefällt und abzentrifugiert. Das Präzipitat wird im Gammazähler gemessen, die Menge des gebundenen 125J-Antigens ist umgekehrt proportional zur Konzentration des Antigens aus der Plasmaprobe. Aus Werten mitgeführter Kalibratoren mit bekannten Anaphylatoxin-Konzentrationen wird eine Eichkurve erstellt und mit deren Hilfe die Konzentrationen der Proben ermittelt.

3.2.2 Immunadsorptionsverfahren

3.2.2.1 In-vivo-Voruntersuchung

In einem ersten Schritt wurden die T-PVA-Säulen an 2 MG-Patienten im Nebenschluß untersucht. In einer Standard-PP wurde jeweils Plasma durch Zentrifugation in einem Blutzellseparator (IBM 2997) aufbereitet. Zwischen den kubitalen Zugängen wurden veno-venöse Blutflußraten von 60 - 90 ml/min aufrechterhalten. Die entsprechenden Plasmaflußraten betrugen 30 - 40 ml/min. Antikoagulation wurde durch eine initiale Bolusinjektion von 2500 IE Heparin, gefolgt von 40 IE/min erreicht. Die Substitutionslösung bestand aus 5 % Humanalbumin, ein Gesamtvolumen von 3,2 bzw. 4,3 l Plasma wurde ausgetauscht. Die ersten 2 l des verworfenen Patientenplasmas wurden jeweils über eine Säule mit 250 ml T-PVA-Gel geleitet. Vor und nach der Adsorbersäule wurden, korrigiert auf das Totraumvolumen der Säule (150 ml), zu definierten Durchflußvolumina Plasmaproben abgenommen. Der Gehalt dieser Proben an Gesamtprotein, Gesamt-IgG, AChR-Ak, C3a des Arg und C5a des Arg wurde bestimmt.

3.2.2.2 Technik der Immunadsorptionsbehandlung

3.2.2.2.1 Verfahren A (2. Medizinische Klinik Köln)

Die Therapie-Pilotstudie wurde in einer ersten Phase in Zusammenarbeit mit dem Institut für Hämapherese der Universität Köln an 8 Myastheniepatienten der dortigen Neurologischen Universitätsklinik durchgeführt. Die dortige Arbeitsgruppe unter Leitung von PD Dr. Borberg und Prof. Stoffel hatte vor Jahren die spezifische Immunadsorption von Low-density-Lipoprotein als Therapieverfahren bei familiärer Hypercholesterinämie entwickelt (Stoffel et al. 1981) und ein automatisiertes Adsorptionsverfahren eingeführt (Borberg et al. 1983).

Die eigens dazu konstruierte Maschine ist in der Lage mittels zweier unabhängig voneinander computergesteuerter Pumpensysteme zwei Adsorptionssysteme automatisch und volumenkontrolliert nacheinander zu beladen. Bei freier Wahl der Volumina und der Flußrate können die Säulen mit Plasma und Desorptionslösungen alternierend durchströmt werden (Abb. 30). Die elektronische Kontrolle und das Sicherheitssystem gewährleisten die Detektion von Luft, die Kontrolle des Plasma- und Pufferflusses und schließen Bedienungsfehler aus.

Passend zu dem System wurden offene, durch Sterilfilter gesicherte Glassäulen entwickelt, die jederzeit einen Druckausgleich zulassen. Diese Säulen hatten einen Durchmesser von 9,5 cm, dadurch wurden auch bei hohen Plasmaflüssen in der Säule niedrige Flußraten erreicht und lange Kontaktzeiten der Bindungspartner gewährleistet (s. 2.3.1.2). Die von Asahi gelieferten T-PVA Kartuschen wurden unter sterilen Kautelen aufgesägt und die Adsorptionsgele in diese Säulen umgefüllt. Die umgefüllten Säulen wurden mikrobiologisch auf Sterilität getestet, Pyrogenität wurde durch den quantitativen Limulus-Test ausgeschlossen. Die Plasmafiltrate wurden durch kontinuierliche Blutzellseparatoren (IBM 2997 oder Haemonetics V 50) (34 mal) oder über eine Flachbettmembranfilter-

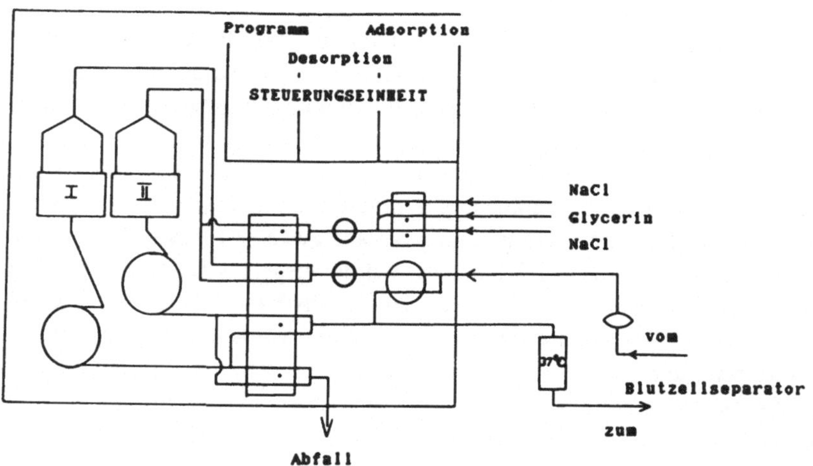

Abb. 30. Schematisiertes Diagramm des computergesteuerten Steuersystems zur Adsorption und Desorption über 2 parallele Säulen (I und II). Das aufbereitete Plasma wird über Säule I, nach deren Sättigung über Säule II geleitet. Die Desorptions- und Waschflüssigkeiten können unabhängig davon im Nebenschluß zugeschaltet werden. Nach Wiederaufwärmen des Plasmas geht es an den Patienten zurück. Das ganze System wird vollautomatisch und programmierbar gesteuert.

anlage (COBE Centry TPE) (5 mal) aufbereitet. Der veno-venöse Blutfluß über kubitale Zugänge betrug 60 - 90 ml/min. Die entsprechenden Plasmaflußraten wurden mit 15 - 40 ml/min gemessen. Die Gesamtvolumina der IA-Behandlungen beliefen sich auf 2,0 - 4,5 l und entprachen damit dem 1,5fachen (19 mal) oder Einfachen der mittels des Nomogramms nach Dagher (1965) berechneten individuellen Patienten-Plasmavolumina (PV).

Zur Antikoagulation wurden vor Beginn der Behandlung als Bolus 2500 IE Heparin gegeben, im Falle der Zellzentrifugation gefolgt von Heparininfusionen von 40 IE/min und ACD-B (einem Zitratpuffer) im Flußverhältnis zu Blut von 1:18. Bei Flachbettmembranfiltration wurde der Heparinbolus durch kontinuierliche ACD-B Infusionen im Flußverhältnis zu Blut von 1:25 ergänzt (Borberg et al. 1983).

Zwei mit 250 ml beschickte T-PVA Säulen wurden in der automatisch gesteuerten Apparatur im Wechsel mit Plasma beladen (Abb. 31). Die 1. Säule wurde mit etwa dem 4- bis 8fachen ihres eigenen Volumens, d.h. etwa 1 - 2 l perfundiert. Die 2. Säule wurde dann wegen der bereits abgefallenen Ak-Konzentrationen mit einem höheren Volumen (1,2 - 2,6 l) durchströmt.

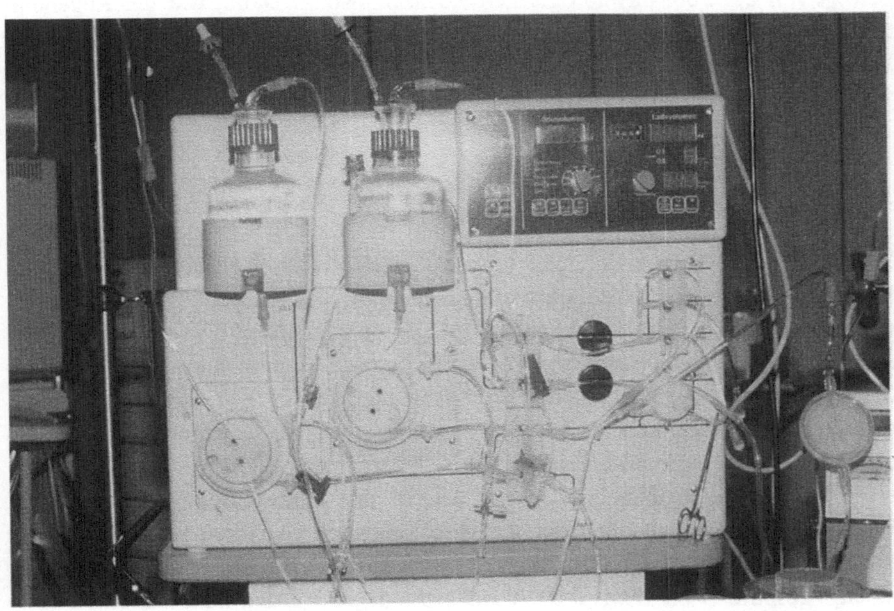

Abb. 31. Apparativer Aufbau der therapeutischen IA (Verfahren A)

7 der 8 Patienten der Kölner Studie wurden mehrmals immunadsorbiert, wobei jeder Patient ab der 2. IA erneut mit seinen - vorher regenerierten - Säulen behandelt wurde. Zur Regeneration wurden 750 ml einer sterilen 40 %igen Glyzerinlösung über die beladenen Säulen geleitet. Da das an T-PVA adsorbierte

Fibrinogen (Yamazaki et al. 1982) bei der Desorption schon auf der Säule koagulierte, mit der Folge eines Kapazitätsverlusts der Säulen, wurde dem Glyzerin ACD-B im Verhältnis 1:8 zugesetzt. Nach ausgiebigem Waschen der Säulen mit Ringer Lösung oder physiologischer Kochsalzlösung (mindestens 10 Säulenvolumina) war die Säule wieder einsetzbar. Der Waschschritt diente der Entfernung des Glyzerins, das sonst die hydrophobe Interaktion zwischen Adsorbens und Adsorbat gestört hätte. Lagen zwischen zwei Behandlungsterminen mehr als 2 - 3 Tage, wurden die regenerierten Säulen mit 0,01 %iger Na-Azidlösung als Bakterizid versetzt, das bei Wiederverwendung dann durch Waschen mit 10 l physiologischer Kochsalzlösung entfernt wurde.

Bei einem Patienten wurde die Regeneration einer Säule während der laufenden IA durchgeführt. Wie gewohnt wurde nach Beladen der 1. Säule das Plasma auf die zweite Säule umgeleitet. Mit gleicher Flußgeschwindigkeit wurde die 1. Säule nun mit Ringer-Lösung perfundiert, um das dort noch enthaltene Plasma in den Patienten zurückzuführen. Nach Austreiben des Plasmas wurde die venöse Leitung (die körperabgewandte Seite des extrakorporalen Kreislaufs) auf die 2. Säule umgeschaltet, bei der das Plasma inzwischen das Gel durchwandert hatte und gerade auf der Durchflußseite austrat. Nun wurde mit hoher Flußgeschwindigkeit (100 ml/min) die Glyzerinlösung durch die erste Säule gepreßt, gefolgt von 2,5 l der physiologischen Kochsalzlösung. Damit war der Regenerationszyklus beendet und die erste Säule war bereit, nach zwischenzeitlich abgelaufener Beladung der 2. Säule, erneut beladen zu werden. Alle diese Schritte wurden zu Beginn programmiert und liefen vollautomatisch ab.

3.2.2.2.2 Verfahren B (Düsseldorf)

Dieser Teil der Untersuchungen umfaßte 7 MG- und 3 CIDP-Patienten. Das Plasma wurde mittels Hohlfasermembranseparation aufbereitet (Abb. 32). Wegen eines besseren Siebkoeffizienten für IgG (1 gegenüber 0,7) und eines konstanteren Filtratflusses im Vergleich zu Zellulosediazetatmembranen (Plasmaflo 01, Asahi) wurden weitgehend Hohlfaserfilter der 2. Generation mit Polypropylenmembranen (Plasmaflux P2, Fresenius) eingesetzt (Sprenger 1985). Da diese Filter aber zur Stabilisierung mit Detergenzien (Polyoxiethylensorbitanester, SPAN) versehen sind, die wegen der Unterbindung hydrophober Wechselwirkungen erheblich bei der anschließenden IA stören würden, wurden die Hohlfaserfilter vor Gebrauch gründlich mit 5 l physiologischer Kochsalzlösung gespült. Von dem T-PVA-Adsorptionsgel werden unter Perfusionsbedingungen winzige Partikel abgeschilfert, die durch ein Partikelfilter zurückgehalten werden müssen (Millipak 40, Porengröße 0,22 μm, Fa. Millipore). Als Steuergerät stand in Düsseldorf ein Fresenius A 2008 PF zur Verfügung, das zwar ebenfalls zwei Plasmapumpen besitzt, die aber nicht getrennt gesteuert und auch nicht programmiert werden können (Abb. 33). Bei jetzt von der Firma Asahi auf 350 ml erhöhtem Säulenvolumen waren mit nur einer Säule höhervolumige Adsorptionsbehandlungen möglich. Entsprechend wurden die Säulen mit 1 PV, jeweils 1,9 - 3,3 l Plasma beladen. Die Plasmavolumina wurden nach dem

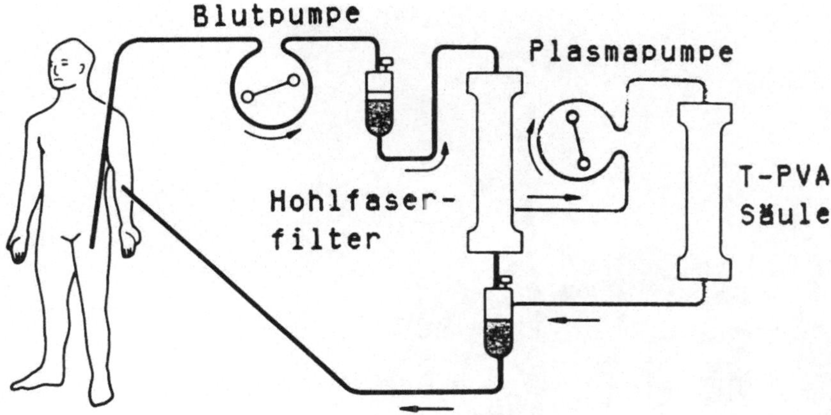

Abb. 32. Schematische Darstellung einer IA nach Verfahren B. Das durch Hohlfaser-filtration aufbereitete Plasma wurde über eine T-PVA-Säule perfundiert und das gereinigte Plasma zusammen mit dem zellreichen Blut reinfundiert.

Nomogramm von Sprenger (1985) bestimmt. Über einen doppellumigen Katheter wurde der arterielle und venöse Schenkel in die V. jugularis, seltener in die V. subclavia geführt.

Antikoaguliert wurde nach initial 5000 IE Heparin nach Maßgabe der aktivierten Gerinnungszeit (activated clotting time, ACT), für gewöhnlich während der ersten halben Stunde 2000 IE Heparin/h, anschließend 1000 IE Heparin/h.

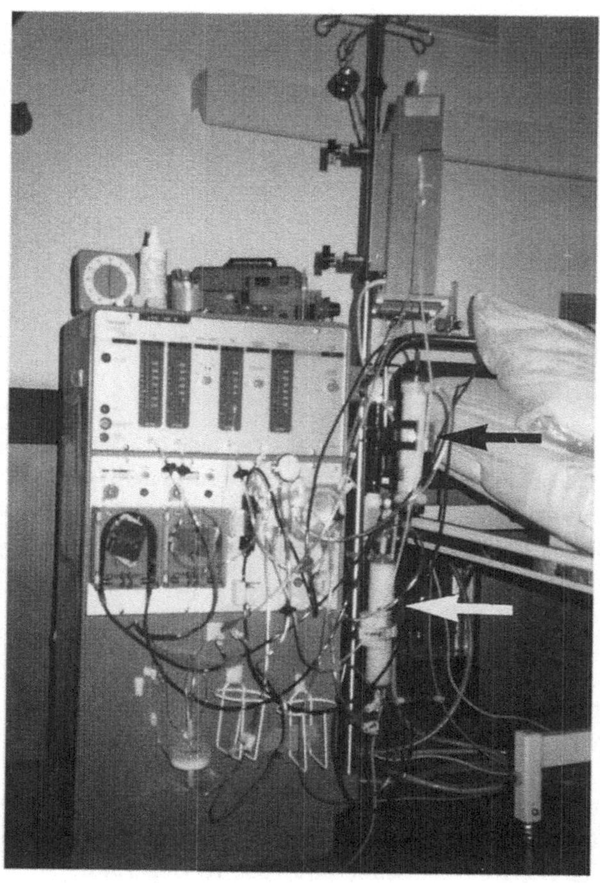

Abb. 33. Apparativer Aufbau der therapeutischen IA (Methode B). Weißer Pfeil T-PVA-Säule; schwarzer Pfeil Hohlfaserfilter.

3.2.3 Klinische Verlaufsuntersuchungen

3.2.3.1 Myasthenie-Score

Die klinischen Untersuchungen wurden nach einem standardisierten Untersuchungsprogramm, zur gleichen Tageszeit und zwischen 1 und 3 Stunden nach der letzten Pyridostigmin-Dosis durchgeführt (Besinger et al. 1983). Die Ermüdbarkeit der Muskulatur wurde somit quantitativ erfaßt (Tabelle 4). Wo dies nicht möglich war, wie bei der faziopharyngealen Muskulatur, wurden qualitativ-beschreibende klinische Befunde zur Beurteilung herangezogen. Als Normalwerte für die Einzelparameter dienten früher (Besinger et al. 1983) an

Tabelle 4. Score-Werttabelle des klinischen Befundes. Der Score-Wert ergibt sich aus der Summe der Einzelwerte geteilt durch die Zahl der gemessenen Parameter. Veränderungen des Score-Wertes $< \pm 0,3$ = klinisch nicht wesentlich geändert; $\pm 0,3 - 1$ = klinisch mäßig geändert; $> \pm 1,0$ = klinisch deutlich verändert.

1. Generalisierte Symptome
1.1 Extremitäten und Rumpfmuskulatur

	Ohne Sympt.	Ausprägung der Schwäche		
		Gering	Mäßig	Stark
Scorewertskala	0	1	2	3
Armvorhalten (90° stehend)	> 240	> 90–240	> 10–90	< 10
Beinvorhalten (45° Rückenlage)	> 100	> 30–100	> 0–30	0
Kopfheben (45° Rückenlage)	> 120	> 30–120	> 0–30	0
Treppensteigen (10 Stand.Stufen ohne Hände)	< 6	> 6–10	> 10–30	Unmöglich > 30
Vigorimetertest (Dekrement nach 10 max. Faustschlüssen)	< 10%	> 10–20%	> 20–75%	> 75%
Vitalkapazität (max. Exspir. nach max. Inspir.)	♂ > 3.5L	> 2.5–3.5L	> 1.5–2.5L	< 1.5L
	♀ > 2.5L	> 1.8–2.5L	> 1.2–1.8L	< 1.2L

1.2 Facio-pharyngeale Muskulatur

	Ohne Sympt.	Gering	Mäßig	Stark
Gesichtsmuskulatur	Normal	Mim.Schwäche (Lidschluß-Test. 1.0)	Lidschluß inkomplett 1.0 deutl. eingeschr.)	Amimie
Kauen	Normal	Kauschwäche (Ermüdung während Essen)	Zerkleinerte Kost	Magensonde
Schlucken	Normal	Erschwert (Ermüdung bei Essen und Trinken)	Inkompl. Gaumenschluß (Häufiges Verschlukken, nasale Sprache)	Magensonde

2. Okuläre Symptome

	Ohne Sympt.	Gering	Mäßig	Stark
Doppelbilder	> 60	> 10–60	> 0–10	Spontan
Ptosis	> 60	> 10–60	> 0–10	Spontan

64 Patienten ohne Muskelschwäche erhobene Daten. Ein Wert unterhalb der 90 Perzentile des Normalbereichs wurde als Normgrenze des MG-Score eingesetzt. Die Bewertung der einzelnen gemessenen Parameter erfolgte in einer 4-Stufen-Skala. Aus der Summe der einzelnen Bewertungsziffern - geteilt durch die Anzahl der gemessenen Parameter - wurde der Score-Wert gebildet oder es wurden die Rohwerte der Haltezeiten als Vergleichswerte herangezogen.

3.2.3.2 Chronische Polyneuritis

Zur klinischen Verlaufskontrolle dienten hier tägliche Messungen einiger ausge-
wählter Parameter desselben Myasthenie-Scores wie Armhaltezeit bei aufrechter
Körperhaltung, Kopfhaltezeit, Beinhaltezeit, vigorimetrische Messung des
Faustschlusses und Vitalkapazität. Darüber hinaus wurde die formale Kraft verschiedener Muskeln geprüft und nach der 5gradigen Skala des englischen Medical Research Council (MRC) eingeordnet.

3.2.4 Elektrophysiologische Untersuchungen

Auf einem Standard-Elektromyographen (MYSTRO, Medelec) wurden nach
Standardverfahren mit Metall-Oberflächenelektroden (Tönnies) die neurographischen Messungen durchgeführt (Stöhr u. Bluthardt 1984). Am N. ulnaris links
und N. peronaeus rechts wurden die motorischen Nervenleitgeschwindigkeiten
(NLG), Amplituden der Summenmuskelaktionspotentiale (MAP), distalen Latenzen, F-Wellen- Latenzen und -Persistenzen bestimmt, sowie die sensiblen
NLG und Amplituden der Nervenaktionspotentiale (NAP) des N. ulnaris links
und N. suralis rechts gemessen. Zusätzlich wurde bei einer Patientin die Leit-
fähigkeit proximaler peripherer Nervenanteile und Spinalwurzeln mittels
Magnetstimulation untersucht (Meyer et al. 1987).

3.3 Ergebnisse

3.3.1 Immunadsorption bei MG

In dieser offenen Therapie-Pilotstudie zeigte sich, daß die IA ein wirksames Verfahren zur selektiven Entfernung pathogener AChR-Ak ist. Bei allen Patienten
ließ sich parallel zum AChR-Ak-Titerabfall eine klinische Besserung beobachten.

3.3.1.1 Selektivität

3.3.1.1.1 Adsorptionsverhalten der T-PVA-Säule

Sowohl bei den Untersuchungen im Nebenschlußverfahren als auch bei der klinischen Behandlung war das Adsorptionsverhalten der T-PVA-Säulen vergleichbar
zu den in vitro Verhältnissen (Abb. 34 und 35). Bezogen auf die Konzentrationen vor der Säule zeigte sich in den Durchlaufproben eine deutliche Verminderung der AChR-Ak, wohingegen die Konzentrationen für Gesamt-IgG und Gesamtprotein sich bald den Ausgangskonzentrationen anglichen.
Im Vergleich der Abb. 34 und 35 fällt auf, daß mit zunehmender Sättigung der
2. Säule in Abb. 34 die Effizienz der selektiven Adsorption nachließ, und es zu
einer Reinfusion von fast 50 % der AChR-Ak kam, was in Abb. 35 durch recht-

zeitiges Umschalten auf die 3. Säule vermieden wurde. Bei der in Abb. 35 dargestellten IA handelte es sich bei der 3. Säule um die zwischenzeitlich mit 40 % Glyzerin regenerierte 1. Säule, die ohne erkennbare Einbuße an Kapazität und Selektivität erneut beladen werden konnte. Die Durchflußdiagramme der mit den 3 unterschiedlichen Verfahren aufbereiteten Plasmafiltrate (Zytozentrifuge, Flachbettmembran, Hohlfasermembran) unterscheiden sich nicht. Auch unterschiedliche Plasmaflüsse (von 15 - 40 ml/min) hatten keinen merklichen Einfluß auf die Adsorptionscharakteristika.

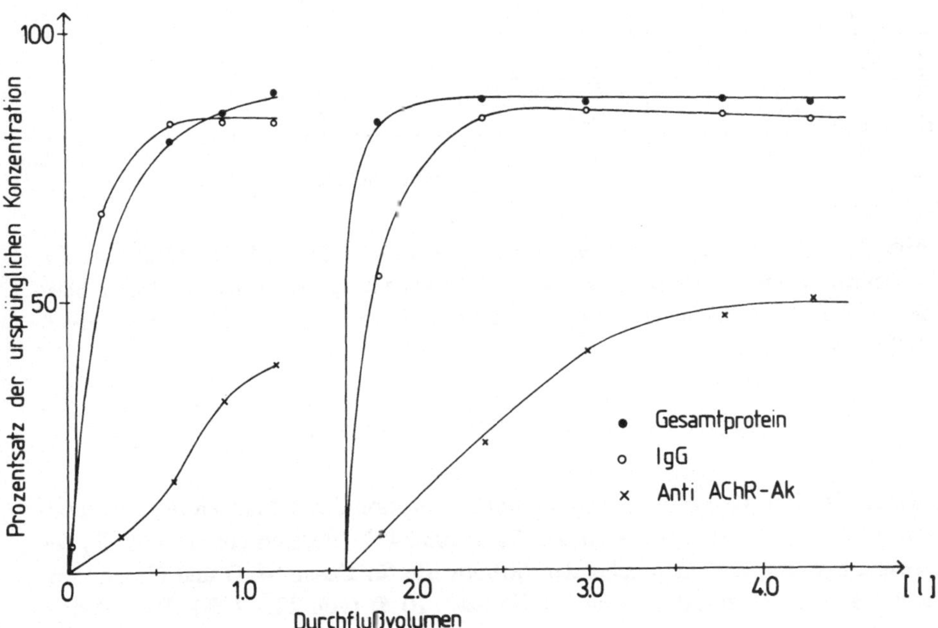

Abb. 34. Durchflußdiagramm einer In-vivo-T-PVA-Immunadsorption bei Pat. J.W. Die Konzentrationen von Gesamtprotein, Gesamt-IgG und AChR-Ak werden als Prozentsatz der Konzentrationen vor den Säulen angegeben. Nach Beladung der 1. Säule mit 1,6 l Plasma wurde der Plasmafluß auf die 2. Säule umgeschaltet (rechte Kurvenschar), die dann mit weiteren 2,8 l beladen wurde.

3.3.1.1.2 Veränderungen der AChR-Ak-Titer im Serum

Bei Bestimmung der Konzentrationen von Gesamtprotein, Gesamt-IgG und AChR-Ak aus den Seren aller 15 behandelten MG-Patienten vor und nach IA ergab sich ein ausgeprägter selektiver Abfall der AChR-Ak (Abb. 36). Die Abb. 36 enthält nur die Meßwerte der ersten IA jedes Patienten. Im Mittel der 8 Pa-

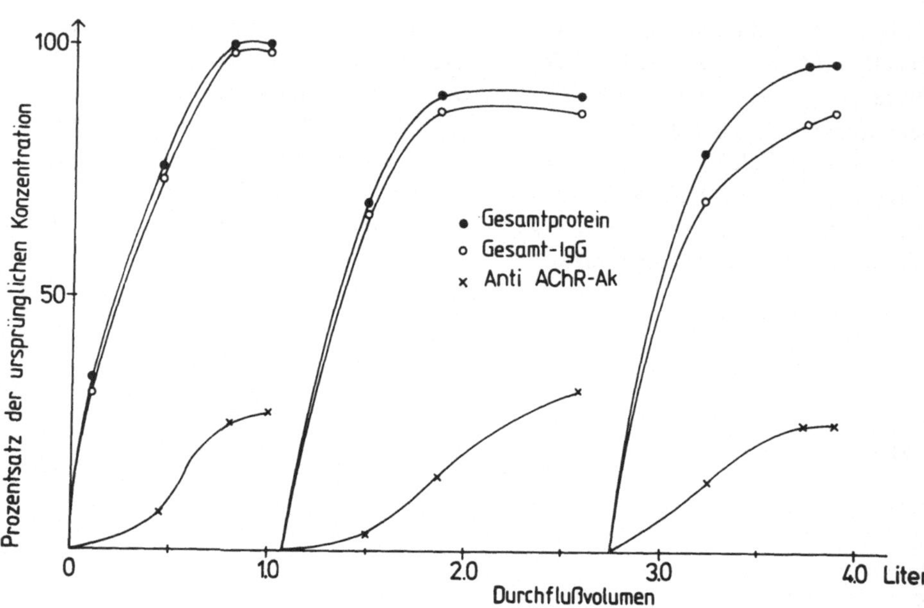

Abb. 35. Durchflußdiagramm einer In-vivo-T-PVA-IA bei Pat. H.S. Die Säulen wurden nacheinander mit 1,1 l (linke Kurvenschar), 1,5 (Mitte) und 1,3 l (rechts) Plasma beladen, wobei die 1. Säule nach zwischenzeitlicher Glyzerin-Regeneration erneut als 3. Säule beladen wurde.

tienten der 1. Untersuchungsperiode mit Adsorption des 1,5fachen des errechneten PV betrug der Abfall des AChR-Ak-Titers 54 % (Bereich von 64 - 45 %) des Ausgangswerts, die entsprechenden Mittelwerte für Gesamt-IgG und Gesamtprotein ergaben sich zu 20 (von 34 - 9 %) bzw. 10 % (von 20 - 2 %). Bei Adsorption des einfachen PV (7 Patienten der 2. Untersuchungsperiode) ließen sich im Mittel 50 % der AChR-Ak aus dem Serum entfernen (Einzelwerte von 56 - 43 %), gegenüber einem Abfall von 20 % für Gesamt-IgG (27 - 14 %) und 9 % für Gesamtprotein (11 - 6 %). Die 7 MG-Patienten der 2. Untersuchungsperiode wurden insgesamt 26mal ausschließlich mit neuen Säulen behandelt, die entsprechenden Mittelwerte aller IA unterschieden sich mit 50 %, 21 % und 9 % nur unwesentlich von den Mittelwerten der Erstbehandlungen.

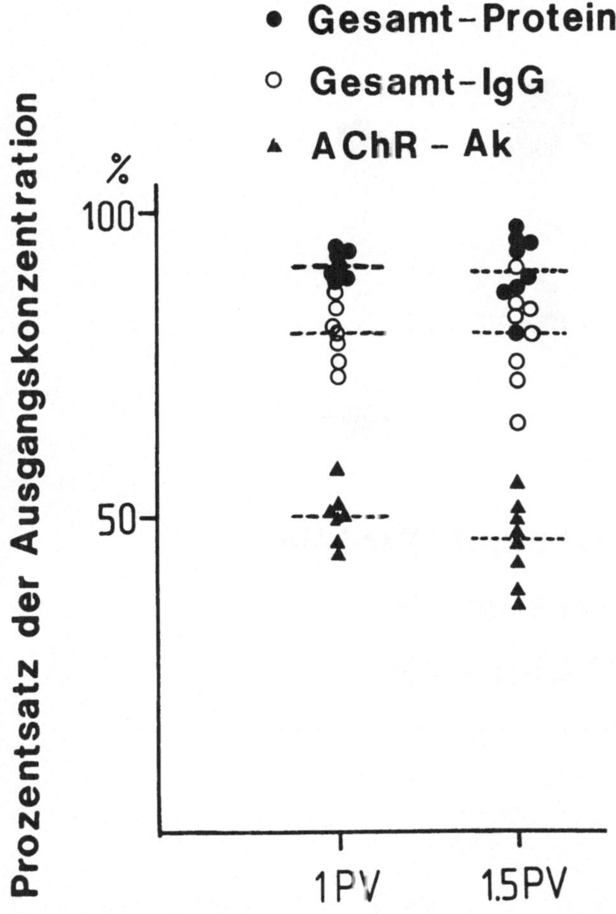

Abb. 36. Abfall von Gesamtprotein, Gesamt-IgG und AChR-Ak im Serum von 15 MG-Patienten nach IA über T-PVA-Säulen. Die Konzentrationen werden als Prozentsatz der Ausgangskonzentrationen angegeben. Die Adsorptionsvolumina betrugen das 1,5- oder Einfache der PV. Die Mittelwerte der einzelnen Meßwerte wurden durch gestrichelte Linien markiert

Bei 7 der 8 Patienten der 1. Untersuchungsperiode wurde erneut eine IA über vorher mit 40 %iger Glyzerinlösung regenerierte T-PVA-Säulen durchgeführt, davon bei 2 Patienten einmal, bei einem Patienten 3mal, bei einem Patienten 5mal und bei 3 Patienten 7mal. Das Volumen betrug 11mal das 1,5fache, 20mal das einfache PV. Die Mittelwerte waren mit 53, 20 und 10 % für 1,5 PV-Adsorptionen fast identisch zu den Werten der Erstbehandlungen, die Werte für 1-PV-Behandlungen betrugen 40 % AChR-Ak-Elimination, 15 % Gesamt-IgG-Abfall und 8 % Gesamt-Proteinverlust (Abb. 37).

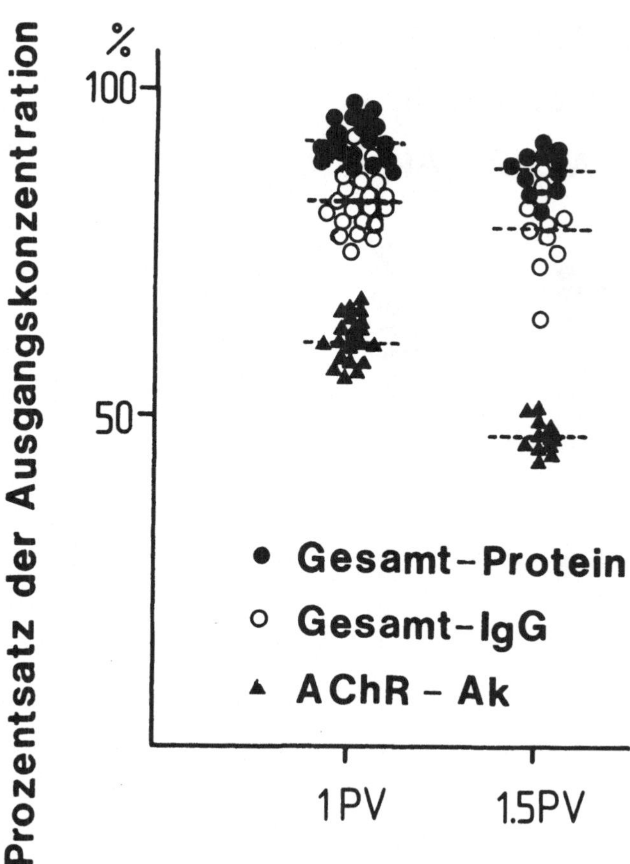

Abb. 37. Abfall von Gesamtprotein, Gesamt-IgG und AChR-Ak im Serum von 7 MG-Patienten, deren Plasma insgesamt 31mal über vorher mit Glyzerin regenerierte T-PVA-Säulen absorbiert wurde

Für einen direkten Vergleich der AChR-Ak-Elimination wurden 2 Patientinnen nach 4- bzw. 7maliger IA einmal mit PP behandelt. Die Volumina der Behandlungen betrugen jeweils 1 PV. Der Verlauf der AChR-Ak- und Gesamt-IgG--Konzentration im Serum einer Patientin vor und nach IA bzw. PP ist in Abb. 38 wiedergegeben. Während der Abfall der AChR-Ak bei dieser Patientin im Mittel der IA 50 % betrug, wurden durch die PP 55 % der ursprünglich vorhandenen Auto-Ak entfernt. Demgegenüber fielen die Gesamt-IgG-Konzentrationen bei IA lediglich im Mittel um 21 % ab und blieben während des Behandlungszeitraums im unteren Normbereich. Bei PP gingen aber 55 % des Gesamt-IgG verloren - mit der Folge eines erheblichen Antikörpermangels. Bei der 2. Patientin wurden ähnliche Werte erhalten.

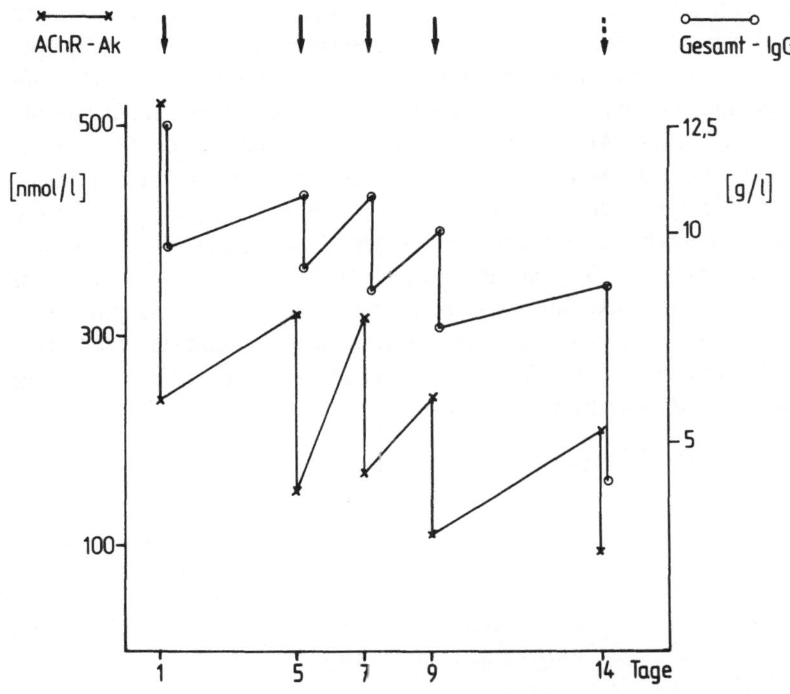

Abb. 38. Verlauf des AChR-Ak-Titers und der IgG-Konzentration unter 4maliger IA (Pfeile) und einmaliger PP (gestrichelter Pfeil) (Pat. S.K./26).

3.3.1.2 Klinische Wirksamkeit

Alle Patienten sprachen mit einer klinischen Besserung auf die IA an. Interindividuell und intraindividuell besteht aber keine einfache lineare Beziehung zwischen Abfall des Ak-Titers und klinischer Besserung, so daß im Zeitverlauf und Ausmaß der klinischen Besserung eine große Variabilität herrschte. Am einen Ende des Spektrums stand dabei eine 66jährige Patientin (L.H.), die bei früher leicht erhöhtem, jetzt aber nur grenzwertigem AChR-Ak-Titer innerhalb weniger Tage ateminsuffizient und gehunfähig geworden war, die aber bereits nach einer IA nicht mehr beatmet werden mußte und mobilisiert werden konnte.

Dem stand eine 58jährige Patientin (I.S.) gegenüber, mit seit einem halben Jahr schwerst verlaufender MG, die erst nach 2 Behandlungsserien und insgesamt 7 IA und 1 PP mit jeweils gutem AChR-Ak-Abfall vom Respirator entwöhnt werden konnte. Bei 3 Patientinnen (S.K./16, S.K./26, M.F.) konnte im Verlaufe zweier konsekutiver krisenhafter Zustände die klinische Wirksamkeit von IA und PP vergleichend untersucht werden. Daher sollen diese Patientinnen exemplarisch und stellvertretend für die anderen Patienten eingehend dargestellt werden.

58

Fall 1 (S.K./16): Bei dieser Patientin führte eine zweimalige IA im Abstand von einem Tag (1,5 bzw. 1 PV) zu einer raschen Besserung der bulbären Schwäche und besonders der Ateminsuffizienz, so daß schon nach 2 Tagen die Rückverlegung von der Intensiv- auf die Allgemeinstation möglich wurde. Die Besserung setzte sich noch eine Woche fort mit deutlichem Abfall des klinischen Score-Wertes (Abb. 39). Dann kam es aber trotz unveränderter immunsuppressiver Therapie (125 mg Azathioprin und 80 mg Prednison/Tag) erneut zu einer krisenhaften Verschlechterung. Nach zweimaliger PP mit einem jeweiligen Austauschvolumen vom 1,5fachen des PV besserte sich der klinische Zustand in gleicher Weise wie nach IA. Bei nun 4 Wochen bestehender immunsuppressiver Therapie ließ sich jetzt ein Ansprechen der Immunsuppression an einem verlangsamten Wiederanstieg der AChR-Ak erkennen. Die klinische Besserung konnte auch auf Dauer stabilisiert werden.

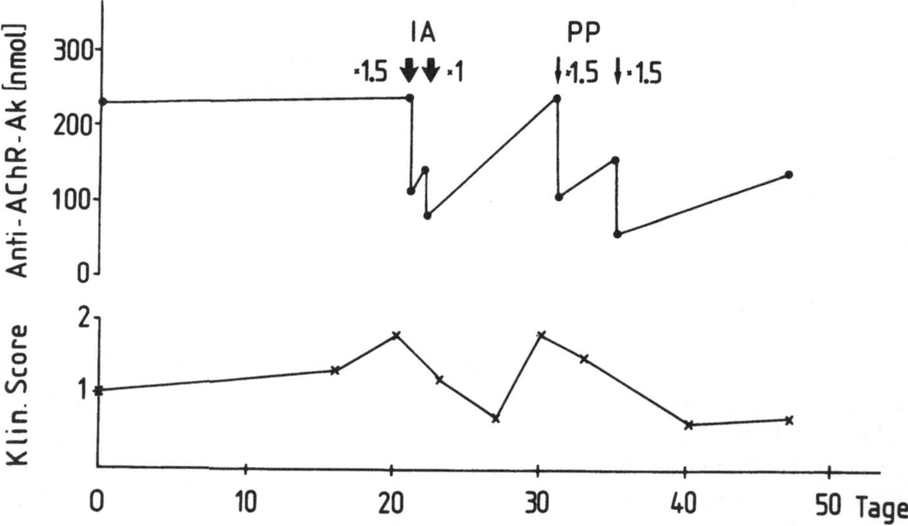

Abb. 39. Verlauf von AChR-Ak-Titer und klinischem Score einer MG-Patientin (S.K./16) unter IA (dicke Pfeile) und PP (dünne Pfeile). Die Zahlen neben den Pfeilen bezeichnen das Austauschvolumen als Vielfaches des PV

Fall 2 (S.K./26): Eine Serie von 4 IA führte parallel zum Absinken des AChR-Ak-Titers (Abb. 40) zu einer deutlichen Besserung des klinischen Zustandsbildes. Die Vitalkapazität nahm z.B. von 1,2 auf 3,8 l zu. Nach einer anschließenden PP mit vergleichbarem Ak-Abfall kam es zu einer weiteren klinischen Besserung. Danach war die Patientin in einem operationsfähigen Zustand und konnte thymektomiert werden.

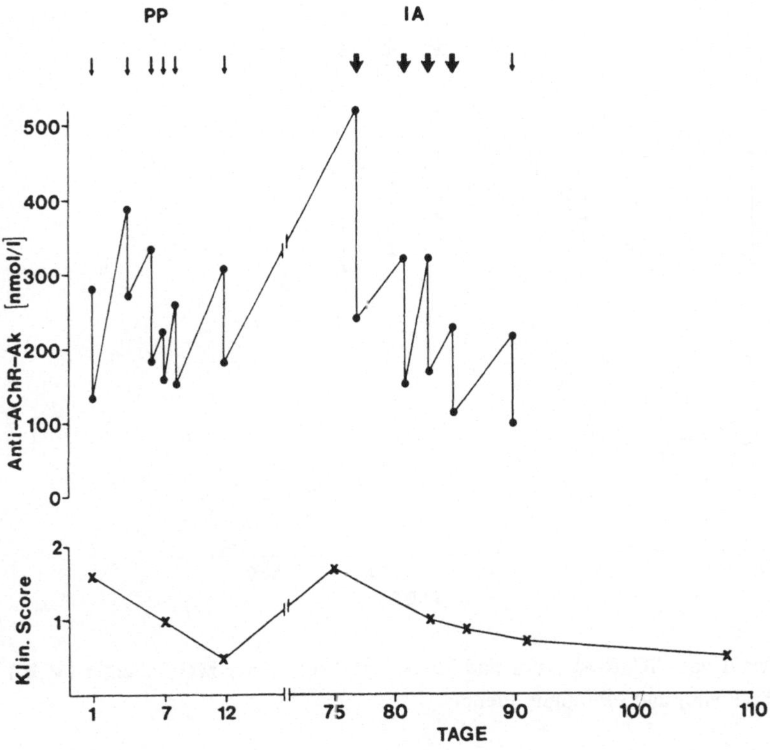

Abb. 40. Verlauf von AChR-Ak-Titer und klinischem Score einer MG-Patientin (S.K./26) unter IA (dicke Pfeile) und PP (dünne Pfeile)

Fall 3 (M.F.): Eine Serie von 5 IA mit jeweils 1 PV Austauschvolumen führte auch bei dieser Patientin zu einer deutlichen Zunahme der groben Kraft der quergestreiften Muskulatur (Abb. 41). Die Vitalkapazität stieg z.B. von 2,0 auf 3,2 l, der Score-Wert verbesserte sich insgesamt von 1,8 auf 0,75. Da vorher 3 PP nur zu einer kurzfristigen Besserung geführt hatten, behandelten wir jetzt 5mal mit IA in der Hoffnung auf eine längerfristige Stabilisierung des Therapieerfolgs.

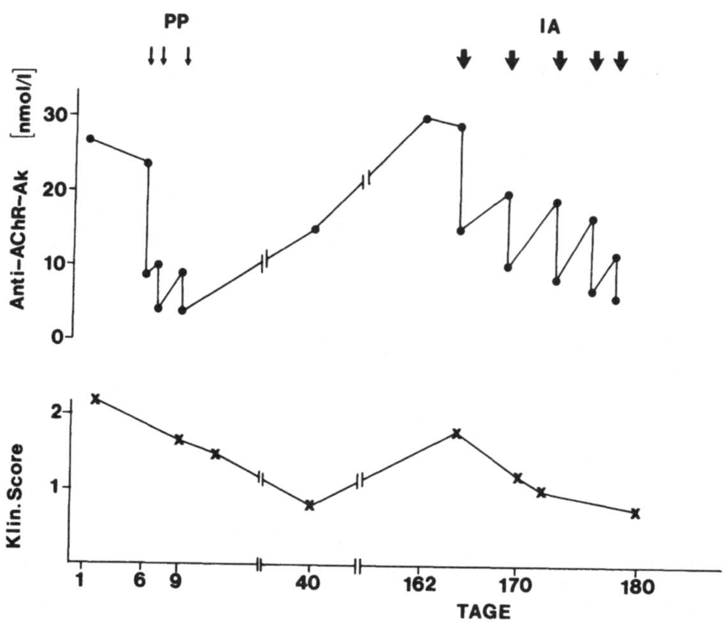

Abb. 41. Verlauf von AChR-Ak-Titer und klinischem Score einer MG-Patientin (M.F.) unter IA (dicke Pfeile) und PP (dünne Pfeile).

3.3.2 Immunadsorption bei CIDP

Drei Patienten mit CIDP wurden mit IA behandelt. Alle Patienten sprachen klinisch gut auf die IA an, wobei bei 2 Patientinnen kein Unterschied zu vorher bereits durchgeführten PP festzustellen war.

3.3.2.1 Klinischer Verlauf

Fall 1 (J.W.): Eine Serie von 2 IA führte, ähnlich wie die vorhergehenden PP, zu einer dramatischen Besserung, die schon 24 h nach der ersten IA an der proximalen Muskulatur einsetzte, dann auch die distalen Muskeln einbezog (Abb. 42).

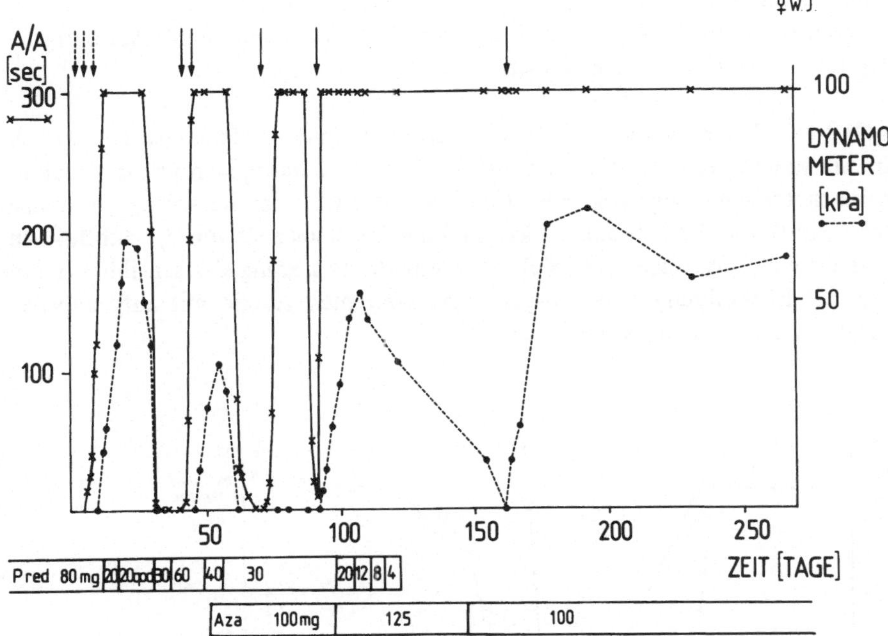

Abb. 42. Klinischer Verlauf bei einer Patientin (J.W.) mit CIDP, initial 3maliger PP (gestrichelte Pfeile) und nachfolgender 5maliger IA (Pfeile). Linke Ordinate: Armhaltezeit bei aufrechtem Sitzen (A/A, durchgezogene Linie). Rechte Ordinate: Faustschlußkraft gemessen mit einem Dynamometer (gestrichelte Linie). Die jeweilige Medikation ist am Unterrand angegeben.

Bei unauffälligem Sputum- und Magensaftbefund wurde nun auch eine immunsuppressive Therapie mit Azathioprin (2 mg/kg KG) eingeleitet. Trotzdem verschlechterte sich 14 Tage nach der 2. IA der klinische Zustand wiederum drastisch, und innerhalb von 5 Tagen war die Patientin erneut fast tetraplegisch. Nach einer einzigen IA folgte auch jetzt wieder eine schnelle Erholung der proximalen Kraft, die distalen Muskeln blieben aber weitgehend paretisch. 12 Tage später kam es zu einem erneuten Rezidiv mit hochgradiger Schwäche der proximalen Muskeln (Kraftgrad 2 nach MRC), das auch diesmal rasch auf die IA ansprach. Auch die Funktion der distalen Muskeln besserte sich jetzt deutlich. Unter einer erhöhten Azathioprin-Dosis von 2,5 mg/kg KG entwickelte sich nach weiteren 2 Monaten bei unverändert guter Kraft der proximalen Muskulatur eine langsam progrediente Schwäche der distalen Muskeln, die durch eine IA schnell beseitigt werden konnte. In der Folge blieb die Patientin seit jetzt 2 1/2 Jahren unter 2 mg/kg KG Azathioprin in Remission.

Fall 2 (J.S.): Eine Serie von 3 IA mit jeweils 1 PV Säulenbeladung führte ähnlich wie auch frühere PP derselben Patientin (s. Abb. 7) zu einer eindrücklichen Besserung des klinischen Zustandsbildes, die bereits einen Tag nach der 1. IA einsetzte und nach einer Woche zu einer vollständigen Normalisierung der Muskelkraft führte (Abb. 43). In der Folge konnte die Besserung unter Azathioprin 3 mg/kg KG aufrechterhalten werden.

Fall 3 (M.H.): Auch dieser Patient besserte sich unter der 5maligen IA deutlich. In Anbetracht der vorbestehenden erheblichen Muskelatrophien war der funktionelle motorische Zugewinn aber limitiert mit z.B. einer Besserung der Faustschlußkraft von 0,5 kPa auf 0,7 kPa und der Vitalkapazität von 2,7 auf 3,4 l innerhalb von 3 Wochen. Eindrücklicher war die Besserung des sensiblen Befundes mit Rückbildung einer ausgeprägten afferenten Ataxie mit aufgehobenem Lagesinn der distalen Extremitäten.

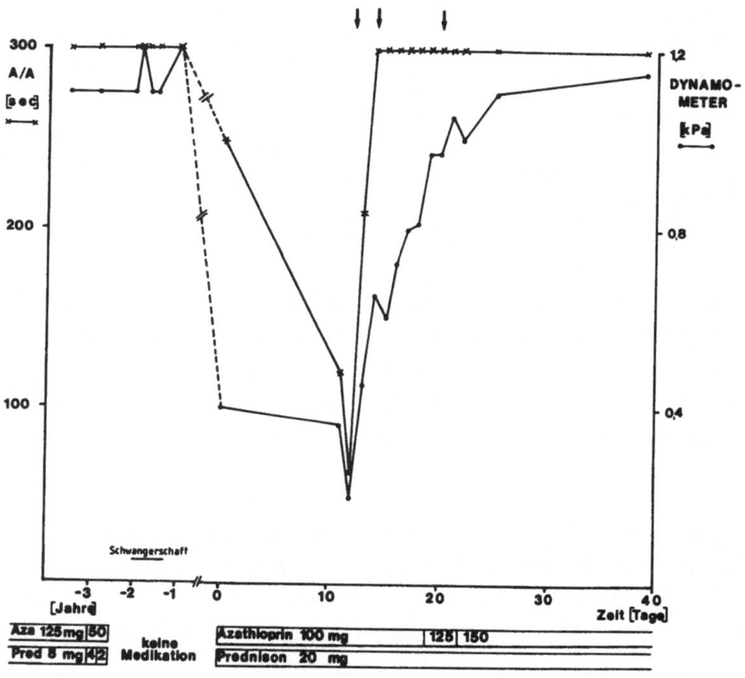

Abb. 43. Klinischer Verlauf einer Patientin (J.S.) mit CIDP unter 3maliger IA (Pfeile). Ordinaten wie Abb. 42.

3.3.2.2 Elektrophysiologische Untersuchungen

Bei allen 3 Patienten mit CIDP wurden während des gesamten Beobachtungszeitraums elektrophysiologische Messungen zur Verlaufskontrolle durchgeführt. Bei beiden Patientinnen kam es wie schon nach den PP auch nach den IA zu einer deutlichen Besserung der neurographischen Verlaufsparameter, die gut mit der klinischen Besserung korrelierten (Abb. 44 und 45). Am eindrücklichsten war vor allem der Zugewinn der Amplituden (z.B. der sensiblen Ulnaris-Nervenaktionspotentiale und die F-Wellen-Persistenz am N. peronaeus bei Patientin J.W. (Abb. 44) und der Muskelaktionspotentiale des M. abductor digiti quinti und des M. extensor digitorum brevis bei der Patientin J.S. (Abb. 45). Die distalen Leitgeschwindigkeiten sprachen weniger gut auf die Behandlungen an, allerdings zeigte sich bei Wurzelreizung mittels Magnetstimulation eine deutliche Verkürzung der proximalen Latenzen (Abb. 45). Bei dem 3. Patienten mit CIDP (M.H.) ließ sich keine Besserung der elektrophysiologischen Verlaufsparameter erkennen.

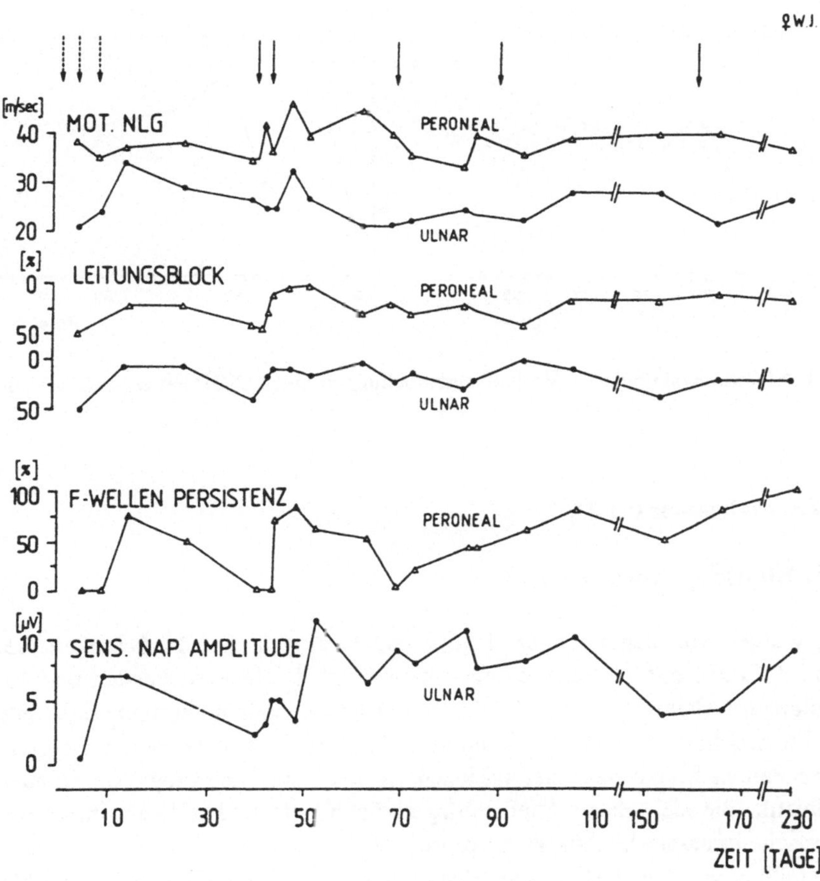

Abb. 44. Elektrophysiologische Verlaufsuntersuchungen einer Patientin mit CIDP (J.W.) unter PP- und IA-Behandlung. Von unten nach oben: Amplituden der sensiblen N. ulnaris NAP; Persistenz der N.-peronaeus-F-Wellen; prozentuale Amplitudendifferenz zwischen MAP nach distaler und proximaler Stimulation = Leitungsblock am N. ulnaris und N. peronaeus; motorische NLG des N. ulnaris und N. peronaeus.

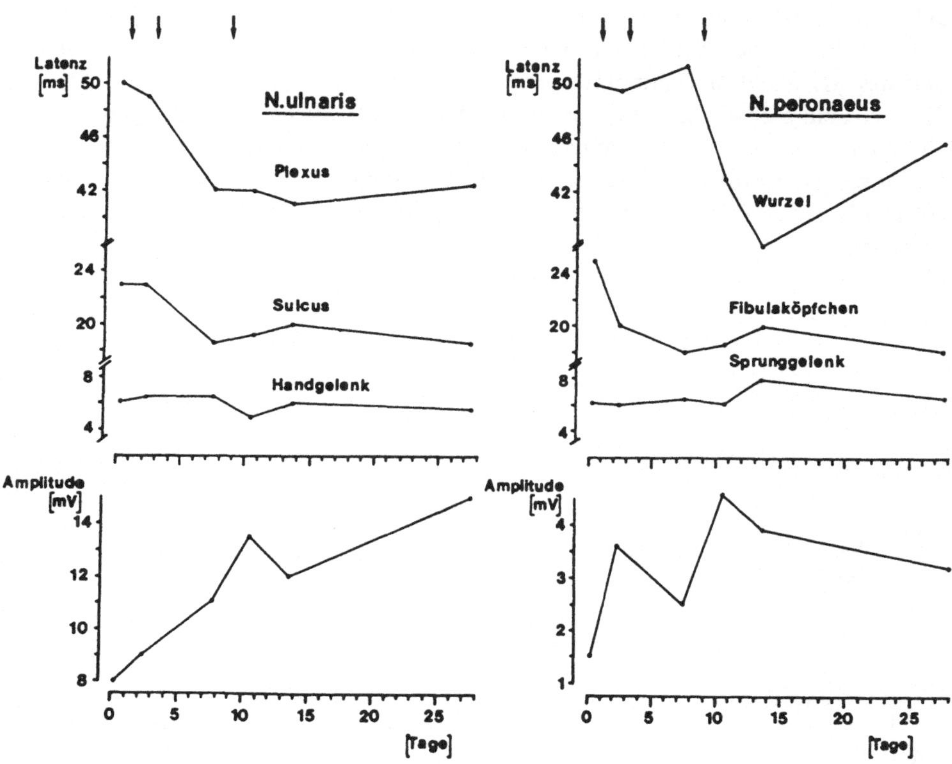

Abb. 45. Elektrophysiologische Verlaufsuntersuchungen einer CIDP-Patientin (J.S.) unter IA.

3.3.3 Verträglichkeit der IA

3.3.3.1. Klinische Nebenwirkungen

Die IA wurden von den Patienten i. allg. gut vertragen. Bei 18 Patienten (15 MG und 3 CIDP) mit 78 Behandlungen kam es zu 4 schwerwiegenden und 19 geringfügigen Nebenwirkungen (30 %). In der Kölner Patientengruppe erlitt ein Patient im Anschluß an eine IA pektanginöse Beschwerden ohne weitere Folgen. Derselbe Patient klagte nach der nächsten IA über eine neurologische Hemi-symptomatik, die sich aber schnell völlig zurückbildete und wahrscheinlich als transitorische ischämische Attacke zu werten ist.

In 6 Fällen wurden systemische Reaktionen mit Hitzegefühl, Kältegefühl, Unterbauch- und Kopfschmerzen, Übelkeit und Durchfall beobachtet. Die Reaktionen konnten sämtlich durch Gabe von Glukokortikosteroiden und Kalzium beherrscht werden. Auffälligerweise traten diese Komplikationen nach mehrmaligen Behandlungen mit regenerierten T-PVA-Gelen auf. 4 Patienten klagten bei insgesamt 10 Behandlungen über Kribbelparästhesien, die nach Gabe von Kalzium sistierten.

Bei 5 Behandlungen der <u>Düsseldorfer Studie</u> kam es zu Komplikationen. Eine Patientin erlitt beim Legen eines Subklavia-Katheters einen Pneumothorax. Bei einer anderen Patientin mit MG trat etwa 1 h nach Beginn der Behandlung eine zunehmende Unruhe auf, gefolgt von Blässe, Blutdruckabfall und einer kurzzeitigen Synkope. Bevor noch therapeutische Maßnahmen eingeleitet werden konnten, kam es zu einer Gegenregulation mit Gesichtsrötung und Schwitzen, und der Blutdruck stabilisierte sich. Anamnestisch war zu erfahren, daß ein ähnlicher Zustand zuvor schon einmal aufgetreten war. Die folgenden vier IA verliefen ohne Zwischenfälle. Eine Patientin mit CIDP reagierte während der ersten beiden Behandlungen, etwa 1 h nach Beginn, mit Schüttelfrost und Hypotonie. Nach Gabe von einmal 250 ml, das andere Mal 100 ml 20 %iger Humanalbuminlösung stabilisierte sich der Zustand und die Behandlung konnte ohne weitere Probleme zu Ende geführt werden. Vor Beginn der folgenden 3 Behandlungen wurde daraufhin mit 100 ml 20 %iger Humanalbuminlösung eine leichte Hypervolämie induziert, worauf es zu keinen Komplikationen mehr kam. Bei der Analyse der Anaphylatoxine ließ sich jedoch bei der Patientin innerhalb der ersten 30 min nach Beginn der IA in den Durchflußvolumina ein Anstieg der Komplementaktivierungsprodukte nachweisen (s. 3.3.3.2). Weder vom Zeitverlauf, noch vom Ansprechen auf die hypervolämische Therapie scheint aber ein kausaler Zusammenhang zwischen der Komplementaktivierung und dem Auftreten der Nebenwirkung zu bestehen. Auch eine andere Patientin mit CIDP zeigte bei der 1. IA nach 1 h eine gleichartige Reaktion mit Blutdruckabfall und schockähnlicher Symptomatik, die sich nach Gabe von 100 ml 20 %iger Humanalbuminlösung zurückbildete und bei den beiden folgenden Behandlungen nach vorheriger Gabe von 100 ml 20 %iger Humanalbuminlösung nicht mehr auftrat.

3.3.3.2 Laborchemische Nebenwirkungen

Die Ergebnisse der laborchemischen Untersuchungen vor und nach IA sind in Tabelle 5 dargestellt.

Bei vielen Patienten wurde nach der Behandlung eine Leukozytose gesehen. Diese war bei den Kölner Patienten deutlich geringer (im Mittel Anstieg von 4000 auf 6400/mm^3, n = 11) als bei den Düsseldorfer Patienten (von 6600 auf 19400/mm^3). Im Zeitverlauf gipfelte die Leukozytose bei 3 Patienten der Düsseldorfer Studie erst 1/2 - 1 h nach Behandlungsende (bis 40000/mm^3), um sich dann nach 4 - 6 h den Ausgangswerten anzugleichen, während nach PP keine entsprechende Zellzahlerhöhung festzustellen war (Abb. 45).

Tabelle 5: Laborchemische Befunde bei 18 Patienten vor und nach IA ($\pm$ SD)

	Verfahren A vor/nach	Verfahren B vor/nach
Erythrozyten x 106/mm^3	3,5$\pm$0,7/3,2$\pm$0,6	3,8$\pm$0,5/3,8$\pm$0,6
Leukozyten x 103/mm^3	4,0$\pm$1,3/6,4$\pm$3,9	6,6$\pm$2,8/19,4$\pm$9,8
Thrombozyten x 103/mm^3	253$\pm$67/197$\pm$49	253$\pm$74/210$\pm$90
Fibrinogen g/l	1,9$\pm$0,7/0,9$\pm$0,3	1,9$\pm$0,6/0,8$\pm$0,5
C3a desarg ng/ml	75$\pm$32/86$\pm$28	94/275 (n=1)
C5a desarg ng/ml	$<$10/$<$10	$<$10/24 (n=1)

Der Abfall der Thrombozyten war mit ca. 20 % nur leicht ausgeprägt. Auch Fibrinogen wurde von der T-PVA-Säule in erheblichem Umfang adsorbiert (Yamazaki et al. 1982). Dementsprechend war ein Abfall des Fibrinogens von vorher 1,9 auf etwa 0,8 g/l zu beobachten. Anaphylatoxine konnten bei den 4 untersuchten Patienten nur in einem Fall beobachtet werden. Bei einer bekannten Atopikerin (J.W.) wurden C3a des Arg und C5a des Arg während der ersten halben Stunde der IA erhöht gefunden, ohne daß es in dieser Zeit zu entsprechenden klinischen Erscheinungen gekommen wäre.

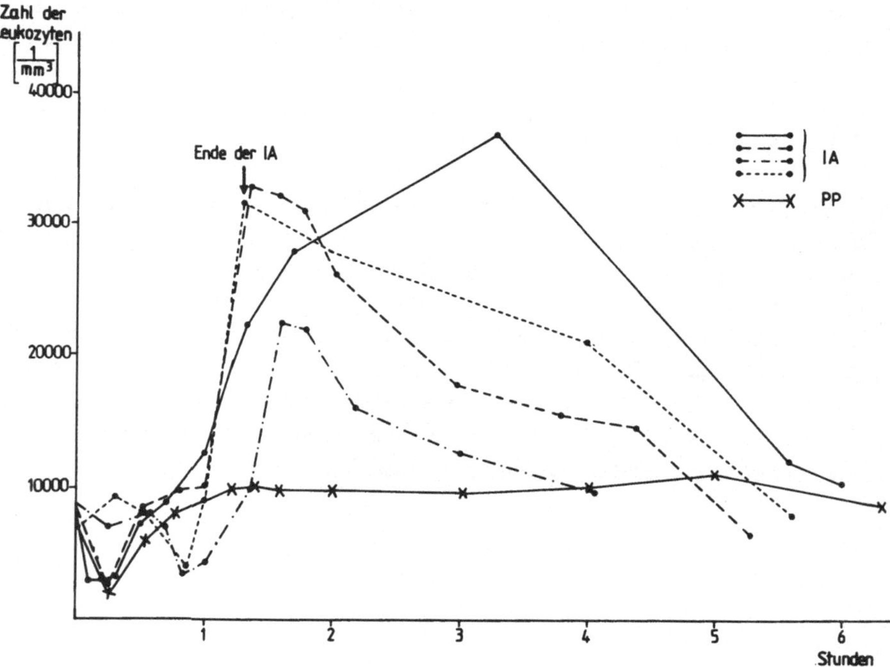

Abb. 46. Repräsentativer Zeitverlauf der Leukozytenzahlen während und 6 h nach 4maliger IA und einmaliger PP (Pat. S.K./26)

3.4 Diskussion

Die IA ist ein wirksames, i. allg. gut verträgliches Verfahren, das das therapeutische Instrumentarium neuroimmunologischer Erkrankungen ergänzt.

3.4.1 Wirksamkeit

3.4.1.1 Myasthenia gravis

3.4.1.1.1 AChR-Ak-Elimination

Bei den In-vivo-Untersuchungen erwies sich das T-PVA-Gel als ebenso selektives Adsorbens für AChR-Ak wie in vitro. Bei allen 15 bisher mit IA behandelten Patienten mit MG ließ sich ein reproduzierbarer, deutlicher Abfall der AChR-Ak-Titer (50 % für 1 PV-Austauschvolumen) herbeiführen. Gesamt-IgG und Gesamtprotein fielen erheblich weniger ab (20 bzw. 9 %), so daß eine Substitution mit Fremdprotein nicht nötig war.

Wie jedes neue Verfahren muß sich auch die IA an bereits Etabliertem, in diesem Fall an der Standard-PP messen lassen. Für eine PP lassen sich die theoretisch erreichbaren Eliminationsraten des AChR-Ak errechnen (Sprenger et al. 1983). Bei Annahme eines Ein-Pool-Modells und eines Siebkoeffizienten von 1 ergibt sich für ein Austauschvolumen entsprechend einem Patienten-PV eine Rate von 63 %, bei einem Austauschvolumen des 1,5fachen PV läßt sich die Eliminationsrate zu 77 % berechnen. Diese Zahlen werden aber mit der Membranfiltration praktisch nicht erreicht, da während des Austauschs der Siebkoeffizient für IgG - abhängig vom Filtertyp - mehr oder weniger stark abnimmt (Sprenger 1986). Eliminationsraten von ca. 55 - 60 %, bzw. 65 - 70 % bei Austauschvolumina von 1 und 1,5 PV erscheinen daher für die PP realistisch. Bei der IA lag die Effizienz mit einem Mittelwert von 50 % für eine 1 PV-Adsorption zwar etwas darunter, Unterschiede dieser Größenordnung sind aber in biologischen Systemen häufig im Bereich natürlicher Variabilität und fallen meist nicht ins Gewicht.

Im Vergleich der AChR-Ak-Eliminationsraten fand sich eine höhere Effizienz der IA in Verbindung mit der Hohlfaserfiltration (50 % Ak-Abfall bei 1 PV) gegenüber der Zytozentrifugation (54 % bei 1,5 PV). Unterschiedliche Ursachen könnten dazu beigetragen haben.

1. Trotz der nach Zytozentrifugation im Plasma nicht meßbaren Thrombozytenzahlen (unterhalb 300/mm3) könnten die verbliebenen Plättchen aktive Bindungsstellen blockiert und damit die Kapazität der Säulen vermindert haben:

2. Bei dem anfänglichen Säulenvolumen von 250 ml ergibt sich bei einer Beladung von 1,5 PV auf 2 x 250 ml Säule eine leicht höhere Beladung pro Volumeneinheit als bei 1 PV auf 350 ml.

3. Das zum Schluß auf der Säule verbliebene Plasma wurde anfangs durch physiologische Kochsalzlösung ausgetrieben, was zur Ablösung und Reinfusion von AChR-Ak führt.

3.4.1.1.2 Klinische Wirksamkeit

Bei allen Patienten kam es parallel zum AChR-Ak-Abfall zu einer klinischen Besserung. Intraindividuell besteht bei MG-Patienten eine gute Korrelation zwischen AChR-Ak-Titer und klinischem Zustand (Besinger et al. 1983; Limburg et al. 1983). Die Beziehung zwischen Abfall des AChR-Ak-Titers und einer klinischen Besserung ist aber nicht linear, vielmehr ist sie Resultat komplexer Zusammenhänge. Vor allem Einflüsse von seiten der motorischen Endplatte, wie Ausmaß und Chronizität der bestehenden Schädigung und Aktivität der regenerativen Vorgänge, haben eine erhebliche Bedeutung. Dementsprechend waren bei unseren Patienten Ausmaß und Zeitverlauf der klinischen Besserung weiten Schwankungen unterworfen. Alle Patienten sprachen auf die Behandlung aber an, demnach scheint die in vitro gezeigte Hydrophobizität der AChR-Ak kein zufälliges Phänomen zu sein, sondern naturgesetzlichen Mechanismen zu gehorchen (s. 2.4).

Ein Vergleich der klinischen Effizienz von IA und PP ist erheblich schwieriger als jener der AChR-Ak-Elimination. Die fehlende interindividuelle Korrelation zwischen der Höhe des AChR-Ak-Titers und der Schwere der Erkrankung stellt eine erhebliche Schwierigkeit bei der quantitativen vergleichenden Beurteilung verschiedener Therapieverfahren dar, die sich nur mit hohen Fallzahlen umgehen läßt (Grob 1981). Bei kleinen Fallzahlen läßt sich ein solcher Vergleich nur beim selben Patienten einigermaßen verläßlich anstellen.

Bei 3 Patientinnen konnten IA und PP miteinander verglichen werden. Dabei fand sich hinsichtlich des AChR-Ak-Abfalls und der klinischen Besserung kein Unterschied zwischen den beiden Therapieverfahren. Ein Gesamtaustauschvolumen des 2,5fachen PV unter IA mit einem dementsprechend geringeren AChR-Ak-Abfall führte bei einer der Patientinnen zu einer gleich großen Besserung wie ein Austauschvolumen von insgesamt 3 PV unter PP. Das sollte aber nicht zu dem Schluß verleiten, daß die IA effektiver wäre als die PP. Viel eher ist es ein Hinweis darauf, daß der AChR-Ak-Titer als exaktere Meßgröße - in diesem Fall durch unterschiedliche Austauschvolumina bedingte - Unterschiede aufzeigen kann, die dem Nachweis durch den klinischen Befund als gröbere, weil von sehr viel mehr Variablen abhängige Meßgröße entgehen. Zudem kann ein gegebener Ak-Abfall sogar beim selben Patienten zu verschiedenen Zeitpunkten im Zeitverlauf und Ausmaß unterschiedliche klinische Besserungen zur Folge haben (Besinger et al. 1983).

Auch von anderen Arbeitsgruppen liegen positive Erfahrungen mit der IA bei MG vor, wobei es sich um kleinere Fallzahlen oder Einzelfallbeobachtungen handelt (Shibuya et al. 1985; 1987; Seki et al. 1987; Nikolay 1987; Berning et al. 1988).

Die IA über T-PVA und P-PVA Säulen ist bei einigen anderen gesicherten oder vermuteten Autoimmunkrankheiten in Pilotstudien eingesetzt worden (Tabelle 6). Bei den Studien mit akuten GBS-Patienten und Multiple Sklerosis-Patienten sind klinische Besserungen beobachtet worden. Hier handelt es sich aber entweder um Einzelbeobachtungen (Shibuya et al. 1985), oder um erste Ergebnisse einer Doppelblind-Studie mit geringen Fallzahlen (4 - 5 Patienten pro

Gruppe), so daß es bei dem unvorhersehbaren Spontanverlauf dieser Krankheiten für eine Einschätzung des therapeutischen Effekts der IA hier sicher zu früh ist. Auch bei beiden internistischen Autoimmunerkrankungen liegen erst mit wenigen Patienten günstige Erfahrungen vor.

Die hier beschriebenen Phänomene könnten somit möglicherweise auch auf andere Autoimmunerkrankungen übertragbar sein. Wie schon unter 2.4 diskutiert, wäre dies ein indirekter Hinweis dafür, daß es sich in Erweiterung des Konzepts von Sela et al. (1970) um ein allgemeiner gültiges Therapieprinzip handeln könnte.

Tabelle 6. Krankheitsbilder, bei denen Immunadsorptionssäulen eingesetzt wurden

Krankheit	Autoren (Säule)
Neurologie	
Myasthenia gravis	Shibuya et al. 1985 (T-PVA)
	Heininger et al. 1985, 1986 (T-PVA)
Polyneuritis	
akut	Shibuya et al. 1985 (P-PVA)
chronisch	Heininger et al. 1986 (T-PVA)
Multiple Sklerose	Shibuya et al. 1985 (P-PVA)
	Schmitt et al. 1988 (P-PVA)
Innere Medizin	
Lupus erythematodes	Tsuruta et al. 1983 (P-PVA)
Rheumatoide Arthritis	Yamazaki et al. 1983 (P-PVA)

3.4.1.2 Chronische Polyneuritis

Bei 3 Patienten mit CIDP ließ sich mit IA klinisch eine mäßige bis sehr gute, elektrophysiologisch objektivierte Besserung erreichen. Die Besserung war bei einer Patientin vorübergehend, konnte aber regelmäßig reproduziert und durch Immunsuppressiva schließlich stabilisiert werden. Prednison hatte zuvor bei 2 Patientinnen eine Verschlechterung nicht verhindern können. Das zusätzlich gegebene Azathioprin wirkt verzögert, so daß aufgrund des Zeitverlaufs und der teilweise auch gegenläufig zu Dosisänderungen der Immunsuppressiva auftretenden klinischen Veränderungen die medikamentöse Therapie als Ursache der raschen Besserungen auszuschließen ist. Elektrophysiologisch zeigten bei 2 Patientinnen vor allem die Amplituden der Potentiale eine deutliche Zunahme, was, wie früher diskutiert (Toyka et al. 1982), auf die Entfernung einer humoralen, die Nervenleitung blockierenden Substanz schließen läßt. Nach unseren Passiv-- Transferversuchen an Affen, in denen auch IgG-Präparationen von einer der jetzt wieder behandelten Patientinnen (J.S.) reproduzierbar eine Nervenfunktionsstörung auslösten, läßt sich der pathogene Faktor als IgG vermuten (Heininger et al. 1984). Leider entzieht sich der vermutete Ak unserem immunologischen

Nachweis, da das dazugehörige Antigen unbekannt ist. Deshalb führen In-vitro-Untersuchungen zur Zeit nicht weiter.

Der klinische Erfolg von PP und IA konnte bei 2 CIDP-Patientinnen miteinander verglichen werden. Soweit die Ergebnisse in Anbetracht unterschiedlicher Ausgangspunkte und Vorgehensweisen (Schwere der Erkrankung, begleitende Immunsuppression, Austauschvolumina und -frequenz) miteinander verglichen werden können, erwies sich die klinische Besserung nach IA und PP als gleichwertig.

3.4.2 Wirkmechanismen

Die gute klinische Wirksamkeit der IA nicht nur bei der MG, sondern auch bei der CIDP, ließe sich mit der selektiven Entfernung pathogener spezifischer humoraler Immunfaktoren zwanglos erklären. Zusätzlich könnte aber auch eine verminderte Resynthese von pathogenen Auto-Ak an der guten Wirksamkeit der IA beteiligt sein. Nach jeder PP kommt es zu einem Wiederanstieg der AChR-Ak-Konzentration im Serum. Mehrere Mechanismen sind dafür verantwortlich: 1. die basale Ak-Syntheserate, 2. Rückverteilung von interstitiellem IgG in das Serumkompartment (Waldmann u. Strober 1969), 3. eine Abnahme des IgG-Katabolismus als Folge der IgG-Elimination (Charlton et al. 1985) und eine überschießende Neusynthese von AChR-Ak (Bystryn et al. 1970; Euler et al. 1985). Die letztere Erscheinung wird als Reboundphänomen bezeichnet. Ein negativer Rückkopplungsmechanismus, der von den Fc-Teilen der Ak geleistet wird, reguliert die Syntheseaktivität der jeweiligen, den Ak produzierenden B-Zell-Klone (Stockinger u. Lemmel 1978). Werden die Ak entfernt, fällt der inhibierende Einfluß ihrer Fc-Anteile weg, die spezifischen Klone proliferieren und produzieren vermehrt Ak (Sturgill u. Worzniak 1970). Da dieser Mechanismus den Erfolg einer PP in Frage stellen kann, kombiniert man eine PP heute mit einer immunsuppressiven Therapie, die nach einer PP besonders effizient sein sollte, da sie die stoffwechselaktiven, proliferierenden Zellen erfaßt (Euler et al. 1987). Mit einer PP werden aber auch andere, für die Immunabwehr wichtige Ak entfernt, was zuerst zur Aktivierung und nachfolgenden therapiebedingten Hemmung dieser B-Zell-Klone führt, mit den Folgen eines iatrogenen Antikörpermangelsyndroms. Eine selektivere Elimination der AChR-Ak sollte demgegenüber deutliche Vorteile haben.

Die Serumkonzentration eines Ak wird auch über polyklonale, Fc-abhängige Netzwerke reguliert. So konnten unter wiederholten Infusionen von Normal-IgG die AChR-Ak-Titer von MG-Patienten gesenkt werden, verbunden mit einer klinischen Besserung, während $F(ab')_2$-Fragmente keine Wirkung zeigten (Besinger et al. 1987). Als mögliche Wirkmechanismen wurden eine verminderte AChR-Ak-Produktion, eine erhöhte Katabolismusrate und eine Blockierung des mononukleären-phagozytären Systems diskutiert (Imbach et al. 1981). Auch bei CIDP wurden gleichartige Wirkungen von IgG-Infusionen beobachtet und als alternatives Therapiekonzept vorgeschlagen (Vermeulen et al. 1985). Wenn auch die routinemäßige Anwendung dieser Behandlung in Anbetracht der erheblichen

Kosten, der möglichen Nebenwirkungen (Barandun u. Morell 1981) und der begrenzten klinischen Wirkung fraglich erscheint, so wird damit die regulatorische Bedeutung des polyklonalen Serum-IgG unterstrichen. Seine weitgehende Erhaltung in einem selektiveren Austauschverfahren könnte über diese polyklonalen Regelwerke die Neusynthese der AChR-Ak vermindern und somit im Sinne einer Immunmodulation von Vorteil sein (Schröder et al. 1988).

Ein weiterer Wirkmechanismus der IA in vivo ist auch über den Einfluß auf unspezifische Immunfaktoren denkbar. Durch Entfernung dieser Faktoren könnte die Autoimmunreaktion auf der Ebene immunregulatorischer Mechanismen oder unspezifischer Effektormechanismen unterbrochen werden. Die Komplementfaktoren kämen dafür besonders in Frage, deren Beteiligung an der Immunreaktion beider Erkrankungen gezeigt (Engel et al. 1979) bzw. wahrscheinlich gemacht werden konnte (Sanders et al. 1986; Hartung et al. 1987). In der Tat werden einzelne Komplementfaktoren von T-PVA adsorbiert und aus dem Kreislauf eliminiert (Behm et al. 1987). Konsequenzen für die lokalen Immunreaktionen sollten sich daraus aber nicht ergeben, da nicht die Konzentrationen der systemisch zirkulierenden, sondern vor allem die lokal am Entzündungsort von Makrophagen produzierten Komplementfaktoren für die Aktivität des Immunprozesses entscheidend sind (Hartung u. Hadding 1985). Inwieweit andere humorale Faktoren wie Zytokine und Eikosanoide durch T-PVA adsorbiert werden, ist noch unbekannt, eine dadurch erzielte tiefgreifende Beeinflussung des Immunprozesses ist bei der Kurzlebigkeit der meisten dieser unspezifischen Entzündungsmediatoren aber kaum vorstellbar.

Das Immunsystem ist ein sehr komplexes Netz- und Regelwerk, und wir stehen erst am Anfang eines tiefgreifenderen Verständnisses seiner Mechanismen. Ein Eingriff in dieses Regelwerk, wie er mit einer PP zweifellos vorgenommen wird, hat vielfältige, möglicherweise über das bloße Entfernen einer pathogenen Substanz hinausgehende Konsequenzen. So weiß man, daß beim Lupus erythematodes eine Blockade des mononukleär-phagozytären (retikulohistiozytären) Systems besteht (Frank et al. 1979), die unter PP aufgehoben wird (Lockwood et al. 1979). Zudem werden natürliche Killerzellen und Suppressor-T-Lymphozyten unter PP aktiviert (Kanazawa et al. 1985). Aber auch das Aufbereiten, Zirkulieren und Reinfundieren von Plasma, wie es bei der Scheinbehandlung als Placebokontrolle einer PP-Doppelblind-Studie geübt wird, hat teilweise positive Effekte gezeigt (McCune et al. 1983; Khatri et al. 1985; Dyck et al. 1986), die möglicherweise über einen Plazeboeffekt hinausgehen und im Sinne einer Immunmodulation verstanden werden müssen. Dies hat auch dazu geführt, daß die Scheinbehandlung zunehmend kontrovers diskutiert und z. T. als ethisch nicht vertretbar abgelehnt wird (Pineda 1985; Grossman 1985). Wenn, wie bei der IA, die beiden Manipulationen - Elimination des pathogenen Faktors und Reinfusion des restlichen Plasmas - kombiniert werden, könnten sich vielfältige, möglicherweise additive Effekte ergeben, die zur Effizienz des Verfahrens beitragen würden. Der Nachweis solcher Effekte ist aber nur über systematische und ausgedehnte weitere klinische Studien zu führen.

3.4.3 Verträglichkeit

Die bei den IA-Behandlungen beobachtete Komplikationsrate von insgesamt 30 % lag zwar über der Größenordnung publizierter Daten von 10 - 20 % für die Standard-PP (Aufeuvre et al. 1980; Borberg 1981; Fabre et al. 1980; Samtleben et al. 1980; Sprenger 1982; Sutton et al. 1981; Tyka 1984), die Nebenwirkungen waren aber fast durchweg geringfügiger Natur. Hier sollen vor allem die spezifisch auf die IA zu beziehenden Nebenwirkungen diskutiert und mit denen der PP verglichen werden. Dabei ist wegen der oben beschriebenen (vgl. 3.2.2.2) Verfahrensvarianten sowohl zwischen der Kölner und Düsseldorfer Studie, aber auch zwischen MG- und CIDP-Patienten zu unterscheiden. Zudem ist zu berücksichtigen, daß die IA sich noch in der Entwicklung befindet, mit der Gefahr anfänglicher Fehlentwicklungen (Zitratantikoagulation, Regenerierung der Säulen), während die PP ein etabliertes Verfahren ist.

Bei Patienten der Kölner Gruppe kam es unter der Antikoagulation mit Zitratpuffer gehäuft zu den typischen Symptomen einer Hypokalzämie. Da in dieser Abteilung eine jahrelange Erfahrung mit Zitratpuffer als Antikoagulans besteht, bei PP die diesbezügliche Komplikationsrate in einer früheren Studie nur 1,5 % betragen hatte (Borberg 1981), scheint es nicht abwegig, die erhöhte Komplikationsrate der IA zuzuschreiben. Nachdem diese Verknüpfung anfangs nicht erkannt wurde, die Hypokalzämien aber sofort durch Gabe von Kalzium behandelt wurden, fehlen entsprechende Meßwerte zur Quantifizierung dieser Störung. Ursächlich wäre es denkbar, daß das an der Säule adsorbierte Fibrinogen infolge einer Konformationsänderung imstande ist, Kalzium zu binden. Dieser Prozeß bräuchte nur in geringem Umfang abzulaufen, um bei der unter Zitrat-Antikoagulation ohnehin verminderten Konzentration freien Kalziums, das Gleichgewicht zwischen komplexiertem und nichtkomplexiertem Kalzium entscheidend zu verschieben.

Daneben traten bei den Kölner Patienten vereinzelt Reaktionen wie Hitzegefühl, Kopfschmerzen, Durchfall auf, bei einem Patienten kam es zu ischämieartigen, schnell reversiblen Erscheinungen, die am ehesten einem Gefäßspasmus entsprachen. Auffällig dabei war, daß diese anaphylaxieartigen Reaktionen nur nach Regeneration der Säulen auftraten, wobei unter zunehmender Häufigkeit durchlaufener Regenerationszyklen die Tendenz dazu zunahm. Die Gründe dafür bleiben unklar.

Im Gegensatz dazu trat bei nur einer MG-Patientin der Düsseldorfer Studie eine Komplikation auf. Die Symptome des Zwischenfalls mit kurzzeitigem Blutdruckabfall bis hin zur Synkope und spontaner Erholung sprechen am ehesten für eine vagovasale Synkope mit adrenerger Gegenregulation. Inwieweit diese Reaktion mit der IA in Zusammenhang steht ist unklar, nachdem die Patientin kurz zuvor eine ähnliche Episode erlitt, zudem die nachfolgenden 4 IA ohne weiteren Zwischenfall abliefen. Zwei der 3 Patienten mit CIDP reagierten nach etwa 1 h mit Blutdruckabfall, der durch zusätzliche Volumengabe abgefangen werden konnte. Die wahrscheinlichste Erklärung hierfür bietet sich aus der Funktionsstörung des peripheren autonomen Nervensystems im Rahmen der Polyneuritis mit Vasomotorenlähmung und Funktionsstörung der barorezeptiven-kardialen Regelkreise und der daraus folgenden Unfähigkeit, den mit der Methode verknüpften transienten Volumenmangel (400 ml im extrakorporalen Kreislauf) kardiovaskulär reflektorisch adäquat zu kompensieren.

Auch die Mechanismen, die zu der transienten Leukozytose führten, bleiben weitgehend unklar. Die Raschheit und Flüchtigkeit des Vorgangs deutet eher auf eine Mobilisierung als auf eine Neusynthese der Zellen hin. Eine Vielzahl polymorphonukleärer Zellen wird wahrscheinlich aus verschiedenen Körperkompartimenten (z.B. Knochenmark und Milz) und von den Gefäßwänden mobilisiert, um bald darauf wieder zu verschwinden. Möglicherweise hat auch das Plasmaaufbereitungsverfahren einen gewissen Einfluß auf diesen Vorgang, denn unter Hohlfaserfiltration ist er sehr viel ausgeprägter als nach Zellzentrifugation. Eine Komplementaktivierung, wie sie für das Polypropylenpolymer (Hohlfaserfiltermaterial) und noch mehr für das Vinylalkoholpolymer gezeigt werden konnte (Murabayashi et al. 1987, Akizawa u. Koshikawa 1987), könnte involviert sein. Zwar sollte diese insgesamt zu einer Leukopenie und Leukostase führen (Craddock et al 1977). C3a und C5a, die an der Vermittlung der Adhärenz als Ursache der Leukopenie beteiligt sind (Chenoweth u. Cheung 1983), werden aber an der T-PVA-Säule adsorbiert (Behm et al. 1987). Sollte es zur Reinfusion des, bei der Fragmentierung von C3 ebenfalls anfallenden, hier nicht untersuchten C3e kommen, das eine Leukozytose induzieren kann (Ghebrehiwet u. Müller-Eberhard 1979), so ließe sich die Neutrophilie zwanglos erklären. Nicht auszuschließen ist zudem, daß kleinste Polymerpartikel den Partikelfilter überwinden, in die Blutbahn eingeschwemmt werden und eine Abräumreaktion induzieren.

Der Abfall des Fibrinogen könnte bei zuvor schon niedriger Konzentration oder Leberfunktionsstörungen die Behandlungsfrequenz limitieren. Ein Blutungsrisiko ist in der Regel aber erst bei Werten ab 0,5 - 0,8 g/l zu erwarten (Biggs 1976). Bei intakter Leberfunktion kann sich andererseits der Fibrinogenspiegel innerhalb von 24 h erholen.

Begreiflicherweise können apparative und verfahrensbedingte Komplikationen der PP bei der IA nicht vermieden werden, bedient sie sich doch weiterhin der PP als Plasmaaufbereitungsverfahren. Der Anteil dieser Komplikationen wird mit 5 - 9 % angegeben, wobei meist eine Hypokalzämie, seltener Komplikationen von seiten des Gefäßzugangs zu erwähnen sind.

Dem stehen bei der PP meist mehr als 10 % an Komplikationen gegenüber, die mit der Substitutionsflüssigkeit in Zusammenhang gebracht werden müssen, wie allergische Reaktionen, Volumenmangel oder Übertragung von Infektionen. Da bei der IA keine Substitution nötig ist, die Adsorptionssäule sich auch als gut biokompatibel erwiesen hat, sollten hier, zumindest bei einmaliger Verwendung der Säulen kaum allergische Reaktionen zu erwarten sein.

Hinsichtlich der Häufigkeit von übertragenen Infektionen sollte sich ebenfalls eine Überlegenheit der IA über die PP ergeben. Ein geschlossenes System, wie es bei der IA gegeben ist, sollte sich auch in bezug auf die Komplikation eines Volumenmangels vorteilhaft erweisen, da Fehlermöglichkeiten durch falsche Bilanzierung oder gangungenaue Pumpen ausgeschlossen sind. Lediglich bei Patienten mit autonomen Regulationsstörungen könnten wegen des bei der IA um ca. 150 ml größeren extrakorporalen Totraumvolumens Probleme auftreten.

Schließlich sollten durch die IA verschiedene, besonders bei häufigeren PP als Folge der Substitution mit Albumin auftretende Mangelsyndrome vermieden werden können.

Auch nach wiederholten IA bewegte sich der IgG-Spiegel zweier Patientinnen in unserer Serie im unteren Normbereich, wohingegen es bereits nach einer weiteren PP zu einer deutlichen Hypogammaglobulinämie kam. Erst nach 2 - 4 Wochen kehrt die Serum-IgG-Konzentration nach Albuminsubstitution auf Normalwerte zurück (Güsken et al. 1987). Der Antikörpermangel stellt eine schwerwiegende Komplikation der PP dar, die in ihren Auswirkungen recht gut untersucht ist (Schmidt u. Deicher 1983). Generell sind immobilisierte und ateminsuffiziente, dazu noch immunsupprimierte Patienten erheblich gefährdet, infektiöse Komplikationen zu entwickeln. Pneumonien stellen z.B. eine gefürchtete, leider aber nicht so seltene Komplikation von myasthenischen Krisen und schweren Polyneuritiden dar. Die diesbezügliche Morbidität unter PP ist bekannt (Sanaka et al. 1983; Wing et al. 1980), für neurologische Erkrankungen ist sie in Anbetracht der respiratorischen Insuffizienz und Immobilität möglicherweise noch höher als für internistische (Rodnitzky u. Goeken 1982). Exakte vergleichende Untersuchungen zwischen Spontanverlauf und PP existieren aber nicht. Im Falle der neurologischen Erkrankungen sind sie heute auch kaum noch durchzuführen, da man den Patienten, um den Spontanverlauf zu untersuchen, die als wirksam erkannte PP nicht vorenthalten kann. Retrospektive Studien sind andererseits immer mit methodischen Mängeln behaftet (z.B. wurde in der Ära vor der PP auch nicht routinemäßig immunsupprimiert). Im Verlauf einer PP-Serie wird sich deshalb verschiedentlich die Notwendigkeit ergeben, zum Ausgleich eines Antikörpermangelsyndroms frisch gefrorenes Plasma mit all seinen Risiken der allergischen Reaktionen und Krankheitsübertragung (Bussel et al. 1983) als Substitutionsflüssigkeit einzusetzen oder alternativ teure, gleichfalls nicht nebenwirkungsfreie (Barandun u. Morell 1983) Immunglobulinpräparate zu geben.

Klinisch bedeutsame Mangelerscheinungen einzelner Serumenzyme können in Einzelfällen möglich sein. So kam es nach einer Vollnarkose mit Suxamethonium-Relaxation im Anschluß an eine PP als Folge des Cholinesterasemangels zu einer Ateminsuffizienz (Wood u. Hall 1978). Unter mehrfacher Austauschtherapie wurden auch Mangelsyndrome von Spurenelementen, z.B. Eisen (Berger et al. 1978) oder Kupfer (Roberts et al. 1983) beobachtet.

Auf die Gefahren chronischer Aluminiumbelastung durch Albuminpräparate (enthalten produktionsbedingt um 200 μg Al/l), die teilweise toxische Werte erreichen kann, wurde ebenfalls hingewiesen (Benedik et al. 1988).

3.4.4 Kostenvergleich IA - PP

In einem Kostenvergleich der beiden Verfahren müssen die Materialkosten der Substitutionslösungen einer PP gegen die Kosten einer Immunadsorptionssäule aufgerechnet werden. Bei einem Gesamtaustauschvolumen von 3 l und isoonkotischer Albuminsubstitution würde die Berechnung unter unseren Bedingungen (1988) wie folgt aussehen:

1 l 20 %ige Humanalbuminlösung	820 DM
2 l sterile Ringer-Lösung	50 DM

Dem stehen die Kosten für die zusätzliche Spülflüssigkeit des Hohlfaserfilters und die Immunadsorptionssäule gegenüber:

5 l sterile physiologische Kochsalzlösung	80 DM
T-PVA Immunadsorber	<u>975 DM</u>
	1055 DM

In dieser Berechnung ist eine eventuell notwendige IgG-Substitution nicht berücksichtigt, da diese nur bei mehrmaliger PP anfällt. Bei einer Serum-Zielkonzentration von 0,6 g/l IgG liegt der Bedarf dann in der Größenordnung von 7,5 - 15 g IgG pro Behandlung (Sprenger 1985), was im Falle der PP zusätzliche Kosten von 750 - 1500 DM verursachen würde. Zu bedenken ist außerdem, daß bei weiterer Verbreitung der IA die Kosten der einzelnen IA-Säulen gesenkt werden sollen, andererseits heute bereits eine Verknappung an Serumprodukten spürbar wird, mit in der Tendenz steigenden Preisen. Im Falle einer mehrmaligen Verwendung der Säule nach Regeneration könnten die Kosten einer IA natürlich deutlich gesenkt werden. Diese Option kann zwar derzeit nicht empfohlen werden, für zukünftige Entwicklungen mit verbesserten mechanischen Eigenschaften der Trägermaterialien würden sich daraus aber Einsparmöglichkeiten ergeben.

3.4.5 Therapeutische und methodische Schlußfolgerungen

Wie oben erwähnt, ist eine abschließende vergleichende Beurteilung von IA und PP derzeit nicht möglich, sondern kann nur innerhalb einer kontrollierten Studie geschehen. Für eine von uns geplante Studie, die mit Unterstützung des Bundesministeriums für Forschung und Technik kooperativ in deutschen und japanischen sowie in italienischen und französischen Zentren durchgeführt werden soll, konnten aber bereits wichtige Vorerfahrungen gewonnen und therapeutische und methodische Richtlinien erarbeitet werden. Die Therapierichtlinien und Behandlungsprotokolle dieser Studie sind ausgearbeitet.

Die IA ließ sich in Verbindung mit allen 3 verwendeten Plasmagenerationsverfahren durchführen. Das Verfahren war problemlos mit der Zytozentrifuge zu kombinieren, es sollte aber darauf geachtet werden, daß durch relativ hohe Rotorgeschwindigkeiten (2000 rpm) Plasma erhalten wird, das weitgehend frei von Thrombozyten ist (Borberg et al. 1983). Wenn auch ein geringer, aber möglicher Gehalt an Thrombozyten nur relativ geringfügig zum beobachteten Effizienzverlust beigetragen haben mag (s. 3.4.1.1.1), so kann derzeit die Zytozentrifuge in Verbindung mit der IA nicht vorbehaltlos empfohlen werden.

Die Frage des Säulenvolumens wurde von der herstellenden Firma mit einem guten Kompromiß gelöst. 350 ml sind in den meisten Fällen für eine Beladung mit einem PV ausreichend, nur bei großen und schweren Patienten könnten sich Kapazitätsprobleme ergeben. Mit dieser Säulengröße sind Gesamtaustrauschvolumina von 1,5 PV aber nicht sinnvoll, da eine Säule überladen, die Kapazität von 2 Säulen aber nicht vollständig ausgenutzt würde. Generell ist die sukzessive Beladung von 2 Säulen technisch aufwendig und mit den meisten Steuergeräten praktisch nicht durchführbar.

Auch die Säulengeometrie wurde in letzter Zeit geändert. Wie aus den In-vitro-Untersuchungen (s. 2.3.1.2) zu fordern war, wurde bei unverändertem Volumen von 350 ml der Querschnitt auf Kosten der Säulenlänge vergrößert, was neben einer verbesserten Selektivität auch bessere Flußeigenschaften ergeben sollte.

Eine Regeneration der Säulen kann derzeit nicht empfohlen werden, da sie nach unseren Ergebnissen mit einer vermehrten Nebenwirkungsrate verbunden ist (s. 3.3.3).

Als Antikoagulans sollte Heparin verwendet werden, Zitratpuffer sind unter den Bedingungen der IA mit dem Risiko vermehrter Hypokalzämien behaftet (s. 3.3.3).

Die Behandlungsfrequenz könnte möglicherweise durch den Fibrinogenverlust limitiert werden. Bei ungestörter Syntheseleistung der Leber sind aber, bei entsprechender Indikation, selbst Behandlungen an mehreren aufeinanderfolgenden Tagen mit einem Adsorptionsvolumen entsprechend einem Patienten-Plasmavolumen möglich. Bei CIDP-Patienten mit autonomer Mitbeteiligung sollten vor der IA 100 ml 20 %ige Humanalbuminlösung zur Prophylaxe von Volumenmangelsyndromen gegeben werden (s. 3.3.3).
Diese methodischen Empfehlungen sollen auch der gemeinsamen kontrollierten Studie zugrunde liegen.

4 Zusammenfassung

Die Myasthenia gravis (MG) ist eine organspezifische Autoimmunerkrankung, bei der gegen den postsynaptischen nikotinischen Azetylcholinrezeptor (AChR) gerichtete Antikörper (Ak) eine neuromuskuläre Transmissionsstörung verursachen, mit der klinischen Folge von Schwäche und abnormer Ermüdbarkeit der Skelettmuskulatur. Auch die chronische Polyneuritis (nach der englischen Bezeichnung CIDP abgekürzt) wird als Autoimmunerkrankung angesehen. Hinweise dafür ergeben sich aus dem pathologisch-histologischen Bild, dem Nachweis pathogener humoraler Faktoren im Passiv-Transfermodell und dem Nachweis von Auto-Ak gegen Glykolipide.

Bei beiden Erkrankungen haben sich Immunsuppressiva therapeutisch bewährt. Daneben ließen sich besonders bei schwer erkrankten Patienten mit Plasmapherese Erfolge erzielen.

Mit der Plasmapherese (PP) können humorale pathogene Makromoleküle aus dem Organismus entfernt werden. Dazu wird das Plasma durch Abzentrifugieren der zellulären Blutbestandteile oder durch Membranfiltration aufbereitet, verworfen und durch Fremdprotein substituiert. Inzwischen hat die PP einen festen Platz in der Therapie schwerer Zustandsbilder verschiedener neuroimmunologischer Erkrankungen, insbesondere bei MG und CIDP.

Die notwendige Substitution mit Fremdprotein ist mit verschiedenen Risiken behaftet, vor allem allergische Reaktionen und Übertragung von Krankheitserregern. Deshalb hat es nicht an Versuchen gefehlt, den unselektiven Austausch von Plasma durch spezifischere Methoden der Ak-Entfernung zu ersetzen. Aber weder Antikörper-Antigen-Reaktionen, Bindung von IgG an Protein A noch die Auftrennung nach der Molekülgröße haben sich als praktikabel erwiesen. Ziel dieser Arbeit war es, ein neuentwickeltes Adsorptionsgel, bestehend aus gekörntem Polyvinylalkohol mit kovalent daran gekoppeltem Tryptophan, für die Anwendung bei MG und CIDP in vitro und in vivo zu erproben und Hinweise auf den Wirkmechanismus zu gewinnen.

Bei In-vitro-Perfusion von Plasmafiltraten von MG-Patienten über T-PVA--Miniatursäulen fand sich eine deutliche selektive Adsorption von AChR-Ak, während IgG und Plasmaproteine insgesamt von der Säule nur wenig zurückgehalten wurden. Die Selektivität der Adsorption war über einen weiten Bereich von Flußraten konstant, nahm aber bei höheren Flußraten ab. Bei 37°C war die Bindung zwischen Säulenmaterial und Auto-Ak selektiver als bei 25 oder 4°C. Mit Hilfe von polaritätsmindernden organischen Lösungsmitteln, z.B. Glyzerin oder chaotropen Salzen ließen sich die Auto-Ak von der Säule desorbieren. Damit war die Natur der Wechselwirkung zwischen Adsorbens und Adsorbat als hydrophobe Bindung charakterisiert. Bei Glyzerin-Gradienten-Chromatographie von MG-IgG über T-PVA-Gel konnten die AChR-Ak als besonders hydrophobe Ak-Population erst bei höheren Glyzerinkonzentrationen eluiert werden. Als Träger der hydrophoben Bindungseigenschaft der AChR-Ak konnte mittels Adsorption von IgG und IgG-Fragmenten der Fc-Teil und die Hinge-Region des IgG-Moleküls gezeigt werden. Entsprechend einem Konzept, nach dem die

Nettoladung des Antigens die Ladung des dagegen gerichteten Ak bestimmt, wird als ursächlich für dieses Bindungsverhalten der AChR-Ak die Hydrophobizität des AChR, eines integralen Membranbestandteils, angenommen.

Vorbereitend für eine in vivo Studie wurde das Verfahren hinsichtlich einer Komplementaktivierung untersucht, wobei in den Durchlaufproben einer T-PVA-Säule keine Anaphylatoxine gefunden wurden.

15 Patienten mit MG wurden in vivo einer Immunadsorption (IA) unterzogen. In einer ersten Phase wurden in Köln 8 Patienten nach Methode A behandelt. Nach Plasmaseparation mit Zytozentrifuge oder Flachbettmembranfiltration wurden 2 T-PVA-Säulen mit jeweils 250 ml Volumen nacheinander mit 1 - 2,6 l Plasma beladen. Die Gesamtbeladung entsprach meist dem 1,5fachen des Patientenplasmavolumens. 7 der 8 Patienten wurden wiederholt mit glyzerinregenerierten Säulen behandelt.

7 Patienten mit MG und 3 Patienten mit CIDP wurden in Düsseldorf nach Methode B behandelt. Über Hohlfasermembranfilter wurde das Plasma aufbereitet. Bei jetzt größerem Säulenvolumen von 350 ml T-PVA wurde eine Säule mit 1,9 - 3,3 l Plasma entsprechend einem Patientenplasmavolumen beladen, wobei jede Säule nur einmal benutzt wurde.
Das Adsorptionsverhalten der T-PVA-Säulen unterschied sich in vivo nicht von dem in vitro mit einer selektiven Bindung der AChR-Ak. Im Serum der 7 nach Methode B behandelten MG-Patienten fand sich nach IA ein Abfall der AChR-Ak-Titer auf im Mittel 50 % der Ausgangswerte während Gesamt-IgG um 19 % und Gesamtprotein um 10 % abnahmen. Die Effizienz der IA bei den 8 nach Methode A (1,5faches Plasmavolumen) behandelten MG-Patienten war etwas geringer mit im Mittel 54, 20 und 10 % Abfall für AChR-Ak, IgG bzw. Protein. Bei allen Patienten mit MG führten die IA zu einer klinischen Besserung, wobei aber im Zeitverlauf und Ausmaß - abhängig von der Schwere und Chronizität des klinischen Zustands - erhebliche Unterschiede bestanden. Bei 3 Patientinnen, bei denen IA und PP bei 2 aufeinanderfolgenden krisenhaften Zuständen miteinander verglichen werden konnten, fand sich kein Unterschied hinsichtlich der Elimination der pathogenen AChR-Ak und der klinischen Besserung. Von den 3 Patienten mit CIDP sprachen 2 mit einer dramatischen, einer mit einer guten Besserung auf die IA an, wobei die Besserung bei den erstgenannten 2 Patienten auch elektrophysiologisch objektiviert werden konnte. In diesen beiden Fällen hatten vorausgehende PP-Behandlungen ähnlich dramatische Besserungen zur Folge gehabt.

Die Entfernung pathogener Faktoren aus dem Plasma ist nur ein Aspekt der möglichen Wirkmechanismen der IA. Ein vermindertes Reboundphänomen, der überschießenden Neusynthese von Ak als Folge ihrer Entfernung, könnte ebenfalls zur guten klinischen Wirkung der IA beitragen. Die Re-Infusion des Plasmas könnte auch andere immunmodulatorische Effekte nach sich ziehen, die zusätzlich die klinische Wirkung günstig beeinflussen könnten.

Die IA wurde weitgehend gut vertragen. Anlaß zu Komplikationen gaben bei Methode A die Antikoagulation mit Zitratpuffer mit relativ häufigen Hypokalzämien und die Regeneration der Säulen, die zu allergieartigen Reaktionen führte. Bei den mit Methode B behandelten MG-Patienten trat nur einmal eine Komplikation auf, die am ehesten einer vagovasalen Synkope ohne sicheren Zusammenhang mit der IA entsprach. Bei 2 CIDP-Patienten fielen Volumenmangelsyndrome auf, die auf eine verminderte kardiovaskuläre Kompensationsfähigkeit bei mitgeschädigten autonomen Nervenbahnen zurückgeführt wurden.

Bei den Laborwerten fiel vor allem ein erheblicher Abfall des Fibrinogens auf, das ebenfalls an der Säule adsorbiert wird, sowie eine transiente Leukozytose, wahrscheinlich als Folge einer Komplementaktivierung, ohne daß dies zu klinisch faßbaren Komplikationen geführt hätte.

Hinsichtlich der möglichen Komplikationen könnte sich in der klinischen Anwendung die IA der PP als überlegen erweisen. Nicht nur die Möglichkeit einer allergischen Reaktion auf das Fremdprotein und einer Übertragung von Krankheitserregern ist vermieden, auch die Risiken verschiedener Mangelsyndrome, z.B. eines Antikörpermangelsyndroms mit erhöhter Infektanfälligkeit sind vermindert. Der finanzielle Aufwand für IA und PP ist ungefähr der gleiche, da sich die Kosten für Substitutionslösungen und die T-PVA-Säule in etwa aufheben. Eine abschließende vergleichende Beurteilung von IA und PP ist nur innerhalb einer kontrollierten Studie möglich, die in mehreren deutschen und japanischen Zentren durchgeführt werden soll. Dafür konnten bereits wichtige therapeutische und methodische Richtlinien erarbeitet werden.

5 Literatur

Aarli JA, Behan WMH, Behan PO (eds) (1987) Clinical neuroimmunology. Blackwell, Oxford

Abel JJ, Rowntree LG, Turner BB (1914) Plasma removal with return of corpuscles. J Pharm Exp Ther 5: 625-641

Adler H (1937) Thymus und Myasthenie. Arch Klin Chir 189: 529-532

Agishi T (1983) Technical aspects of double filtration plasmapheresis. Plasma Ther Transfus Technol 4: 397-404

Agishi T, Kaneko I, Hasuo Y et al. (1980) Double filtration plasmapheresis. Trans Am Soc Artif Intern Org 26: 406-411

Akizawa T, Koshikawa S (1987) Activated complement and leukotrien profiles during membrane plasmapheresis: indices of blood membrane interaction. In: Oda T, Shiokawa Y, Inoue N (eds) Therapeutic plasmapheresis, Vol VI. ISAO Press, Cleveland, pp 44-50

Aufeuvre JP, Morin F, Cohen-Solal M, Lefloch A, Baudelot J (1980) Hazards of plasma exchange. In: Sieberth HG (ed) Plasma exchange. Schattauer, Stuttgart, S 149-157

Austin JH (1965) Recurrent polyneuropathies and their cortico-steroid treatment. Brain 81: 157-192

Barandun S, Morell A (1981) Adverse reactions to immunoglobulin preparations. In: Nydegger UE (ed) Immunohemotherapy. A guide to immunoglobulin prophylaxis and therapy. Academic Press, London, p 223

Behan PO, Behan WMH (1987) Plasma exchange in neurological diseases. Brit Med J 295: 283-284

Behm E, Falkenhagen D, Zinner G, Courtney JM, Klinkmann H (1987) Interactions of IM-P and IM-T adsorbents with complement components. In: Oda T, Shiokawa Y, Inoue N (eds) Therapeutic plasmapheresis, Vol VI. ISAO Press, Cleveland, pp 493-498

Benedik M, Drinovec J, Varl J, Ponikvar R, Koselj M (1988) The influence of chronic plasma exchange on serum aluminium levels in a patient with normal renal function. In: Rock G (ed) Apheresis. Alan R. Liss, New York

Berger GMB, Miller JL, Bonnici F, HA Joffe, DW Dubovsky (1978) Continuous flow plasma exchange in the treatment of homozygous familial hypercholesterolemia. Am J Med 65: 243-251

Berning T, Krummenerl T, Glaser J, Paulus H, van Husen N (1988) Immunadsorption - eine neue Therapie der Myasthenia gravis. Med Klin 83: 125-128

Besinger UA, Toyka KV, Hömberg M, Heininger K, Hohlfeld R, Fateh-Moghadam A (1983) Myasthenia gravis: Long term correlation of binding and bungarotoxin blocking antibodies against acetylcholine receptors with changes in disease severity. Neurology 33: 1316-1321

Besinger UA, Fateh-Moghadam A, Knorr-Held S, Wick M, Kissel H, Albiez M (1987) Immunomodulation in myasthenia gravis by high-dose intravenous 7-S immunoglobulins. Ann NY Acad Sci 505: 828-831

Biggs R (ed) (1976) Human Blood Coagulation, Hemostasis and Thrombosis. Blackwell, Oxford

Blalock A (1944) Thymectomy in the treatment of myasthenia gravis. J Thorac Surg 13: 316-339

Borberg H (1981) Problems of plasma exchange therapy. In: Gurland HJ, Heinze V, Lee HA (eds) Therapeutic plasma exchange. Springer, Berlin Heidelberg New York, S 191-201

Borberg H, Stoffel W, Oette K (1983) The development of specific plasma immunoabsorption.Plasma Ther Transfus Technol 4: 459-466

Burgstaler E, Pineda AA (1981) Immunoabsorption in an extracorporeal plasma perfusion system: in vitro studies.Artif Organs 5: 259

Bussel A, Sitthy X, Reviron J (1983)Technical aspects and complications of plasma exchange.Ric Clin Lab 13: 111-132

Bystryn JC, Graf MW, Uhr JW (1970) Regulation of antibody formation by serum antibody. II. Removal of specific antibody by means of exchange transfusion. J Exp Med 132: 1279-1287

Castino F, Scheucher K, Malchesky PS, Koshino I, Nose Y (1976) Microemboli-free blood detoxification utilizing plasma filtration. Trans Am Soc Artif Intern Organs 22: 637-645

Charlton B, Schindhelm K, Smeby LC, Farrell PC (1985) Analysis of immunoglobulin G kinetics in the non-steady state J Lab Clin Med 105: 312-320

Chenoweth DE, Cheung AK (1983) Anaphylatoxin formation during haemodialysis: effects of different dialyser membranes. Kidney Int 24: 764-769

Co Tui, Bartter FC, Wright AM, Holt RB (1944) Red cell reinfusion and the frequency of plasma donations. JAMA 124: 331-336

Consensus Development Conference, National Institutes of Health. (1986) The utility of therapeutic plasmapheresis for neurological disorders. JAMA 256: 1333-1337

Cook SK, Dowling PC, Murray MR, Whitaker JN (1971) Circulating demyelinating factors in acute idiopathic polyneuropathy. Arch Neurol 24: 136-144

Craddock PR, Hammerschmidt DE, White JG, Dalmasso AP, Jacob HS (1977) Complement (C5a)-induced granulocyte aggregation in vitro: A possible mechanism of complement-mediated leukostasis and leukopenia. J Clin Invest 60: 260-264

Dagher FJ, Lyons JH, Finlayson DC, Shamsai J, Moore FD (1965) Blood volume measurement: A critical study.Adv Surg 1: 69-109

Dalakas MC, Engel WK (1981) Chronic relapsing (dysimmune) polyneuropathy: pathogenesis and treatment.Ann Neurol (Suppl) 9: 134-145

Dau PC (1980) Plasmapheresis therapy in myasthenia gravis.Muscle Nerve 3: 468-482

Dau PC (1984) Plasmapheresis: Therapeutic or experimental procedure? Arch Neurol 41: 647-653

Delwaide PJ, Salmon J, von Cauwenberger H (1967) Premiers essais de traitement de la myasthenie par azathioprine. Acta Neurol Belg 67: 701-712

Donofrio PD, Tandam R, Albers JW (1985)Plasma exchange in chronic inflammatory neuropathyMuscle Nerve 8: 321-327

Dyck PJ, Lais AC, Ohta M, Bastron JA, Okazaki H, Groover RV (1975) Chronic inflammatory polyradiculoneuropathy. Mayo Clin Proc 50: 621-637

Dyck PJ, Lais AC, Hansen SM, Sparks MF, Low PA, Parathasarathy S, Baumann WJ (1982) Technique assessment of demyelination from endoneurial injection. Exp Neurol 77: 359-377

Dyck PJ, O'Brien PC, Oviatt KF et al. (1982) Prednisone improves chronic inflammatory demyelinating poly-radiculoneuropathy more than no treatment.Ann Neurol 11: 136-141

Dyck, PJ, Arnason PGW (1984)Chronic inflammatory demyelinating polyneuropathy. In: Dyck PJ, Thomas PK, Lambert EH, Bunge R (eds) Peripheral Neuropathy, 2nd edn. Saunders, Philadelphia, pp 2101-2114

Dyck PJ, Daube J, O'Brien P, Pineda A, Low PA, Windebank AJ, Swanson C (1986) Plasma exchange in chronic inflammatory demyelinating polyradiculoneuropathy. N Engl J Med 314: 461-465

Edelman GM, Marchalonis JJ (1967) Preparation of antigens and antibodies. In: Williams CA, Chase MW (eds) Methods in Immunology and Immunochemistry, Vol I.Academic Press, New York

Engel AG, Lambert EH, Howard FH (1977)Immune complexes (IgG and C3) at the motor end plate in myasthenia gravis.Mayo Clin Proc 52: 267-280

Engel AG, Sahashi K, Lambert EH, Howard FM (1979) The ultrastructural localization of the acetylcholine receptor, immunoglobulin G and the third and ninth complement component at the motor end-plate and their implications for the pathogenesis of myasthenia gravis. In: Aguayo AJ, Karpati G (eds) Current topics in nerve and muscle research. Excerpta Medica, Amsterdam. pp 111-122

Euler HH, Krey U, Schroeder O, Löffler H (1985) Membrane plasmapheresis technique in rats. Confirmation of antibody rebound. J Immunol Methods 84: 313-319

Euler HH, Schroeder JO, Löffler H (1987) The antibody rebound phenomenon as a rationale for synchronizing plasmapheresis with pulse cytotoxic drugs. In: Oda T, Shiokawa Y, Inoue N (eds) Therapeutic plasmapheresis, Vol VI. ISAO Press, Cleveland, pp 200-207

Fabre M, Andreu G, Mannoni P (1980) Some biological modifications and clinical hazards observed during plasma exchanges. In: Sieberth HG (ed) Plasma Exchange. Schattauer, Stuttgart, pp 143-148

Forsgren A, Sjöquist J (1966) Protein A from Staphylococcus aureus. I. Pseudo-immune reaction with human gammaglobulin. J Immunol 97: 822-827

Frank MM, Hamburger MI, Lawley TJ, Kimberley RP, Plotz PH (1979) Defective reticuloendothelial system Fc-receptor function in systemic lupus erythematosus. N Engl J Med 300: 518-523

French Cooperative Group on Plasma Exchange in Guillain-Barré Syndrome (1987) Efficiency of plasma exchange in Guillain-Barré syndrome: role of replacement fluids. Ann Neurol 22: 753-761

Ghebrehiwet B, Müller-Eberhard HJ (1979) C3e: an acidic fragment of human C3 with leukocytosis-inducing activity. J Immunol 123: 616-621

Gibbels E, Toyka KV, Borberg H, Haupt WF, Hann P (1986) Plasmaaustauschbehandlung bei chronischen Polyneuritiden vom Typ Guillain-Barré. Nervenarzt 57: 129-139

Goudswaard J, Virella G, Noordzij A, Pol J (1977) Isolation of equine IgG (T) by hydrophobic interaction chromatography. Immunochemistry 14: 717-719

Graw RG, Herzig GP, Eisel RS, Perry S (1971) Leucocyte and platelet collection from normal donors with the continuous flow blood cell separator. Transfusion 11: 94-101

Grob D (ed) (1981) Myasthenia gravis: Pathophysiology and management. Ann NY Acad Sci 377

Gross MLP, Thomas PK (1981) The treatment of chronic relapsing and chronic progressive idiopathic inflammatory polyneuropathy by plasma exchange. J Neurol Sci 52: 69-78

Grossman L (1985) Are sham procedures needed in clinical trials of plasmapheresis? Plasma Ther Transfus Technol 6: 780-786

Güsken G, Kotitschke R, Gaczkowski A, Kadar J, Borberg H (1987) Serum preserve as a replacement fluid for plasma exchange therapy. Plasma Ther Transfus Technol 8: 333-341

Guillain-Barré Syndrome Study Group (1985) Plasmapheresis and acute Guillain-Barré syndrome Neurology 35: 1096-1104

Handley SL (1981) Therapeutic apheresis: industry research report. Unterberg & Towbin, New York

Hartung H-P, Hadding U. (1983) Synthesis of complement by macrophages and modulation of their functions through complement activation. Springer Semin Immunopathol 6: 283-326

Hartung H-P, Schwenke C, Bitter-Suermann D, Toyka KV (1987) Guillain-Barré syndrome: Activated complement components C3a and C5a in CSF. Neurology 37: 1006-1009

Hartung H-P, Heininger K, Schäfer B, Fierz W, Toyka KV (1988) Immune mechanisms in inflammatory polyneuropathy. Ann NY Acad Sci 540: 122-161

Heininger K, Liebert UG, Toyka KV et al. (1984) Chronic inflammatory polyneuropathy: Reduction of nerve conduction velocities in monkeys by systemic passive transfer of immunoglobulins. J Neurol Sci 66: 1-14

Heininger K, Hendricks M, Toyka KV (1985) Myasthenia gravis: A new semiselective procedure to remove acetyl-choline receptor autoantibodies from plasma. Plasma Ther Transfus Technol 6: 771-775

Heininger K (1986) Stellenwert der Bestimmung der Acetylcholin-Rezeptorantikörper in der Diagnostik und Verlaufsbeurteilung der Myasthenia gravis. Dissertation, München

Heininger K, Toyka KV, Gaczkowski A, Hartung H-P, Borberg H, Grabensee B (1986) Selective removal of pathogenic factors in neurologic diseases. Plasma Ther Transfus Technol 7: 351-357

Heininger K, Hartung H-P, Toyka KV, Gaczkowski A, Borberg H (1987) Therapeutic plasma exchange in myasthenia gravis: Semiselective adsorption of anti-AChR autoantibodies with tryptophane-linked polyvinylalcohol gels. Ann NY Acad Sci 505: 898-900

Heininger K, Toyka KV, Borberg H (1987) Selective removal of antibodies: Theoretical and practical aspects. In: Oda T, Shiokawa Y, Inoue N (eds) Therapeutic Plasmapheresis, Vol VI. ISAO Press, Cleveland, pp 136-142

Heininger K, Toyka KV (1988) Current status of plasma exchange in neurology. Plasma Ther Transfus Technol 9: 69-72

Heininger K, Toyka KV, Gibbels E, Besinger UA, Borberg H, Hartung H-P, Grabensee B (1990) Role of therapeutic plasmapheresis in chronic inflammatory demyelinating polyneuropathy. Prog Clin Biol Res 337: 275-281

Hellstrom KE, Hellstrom I (1981) Does perfusion with treated plasma cure cancer? N Engl J Med 305: 1215-1216

Hugli TE, Chenoweth DE (1980) Biologically active peptides of complement: techniques and significance of C3a and C5a measurement. In: Nakamura RM (ed) Future Perspectives in Clinical Laboratory Immunoassays. Alan R. Liss, New York

Iizuka I, Yamazaki Z, Kanai F (1984) A study of direct hemoperfusion using a new immunocomplex adsorbent IMP. In: Oda T (ed), Therapeutic Plasmapheresis, Vol III. Schattauer, Stuttgart, pp 277-282

Ilyas AA, Willison HJ, Quarles RH et al. (1988) Serum antibodies to gangliosides in Guillain-Barré syndrome. Ann Neurol 23: 440-447

Imbach P, Barandun S, d'Apuzzo V et al. (1981) High-dose intravenous gammaglobulin for idiopathic thrombocytopenic purpura in childhood. Lancet I: 1228-1231

Kanazawa H, Nagasato K, Shirabe M, Kihara M, Shibuya N (1985) Changes of lymphocyte subsets during plasmapheresis. In: Oda T (ed) Therapeutic Plasmapheresis, Vol IV. Schattauer, Stuttgart, pp 561-565

Khatri, BO, McQuillen MP, Harrington GJ, Sachmoll D, Hoffmann RG (1985) Chronic progressive multiple sclerosis: double-blind controlled study of plasmapheresis in patients taking immunosuppressive drugs. Neurology 35: 312-319

Klein J (1982) Immunology. The science of self-nonself discrimination. Wiley, New York

Koski CL, Humphry R, Shin ML (1985) Anti-peripheral myelin antibody in patients with demyelinating polyneuropathy: Quantitative and kinetic determination of serum antibody by complement component 1 fixation. Proc Natl Acad Sci USA 82: 905-909

Koski CL, Chou D, Jungalwala FB (1987) Myelin lipids bound by serum antibodies to peripheral myelin (a-PNM Ab) in patients with Guillain-Barré syndrome. Neurology 37: 253 (abstract)

Kronvall G, Williams RC (1969) Differences in anti-protein A activity among IgG subgroups. J Immunol 103: 828-833

Leibowitz S, Hughes RAC (1983) Immunology of the nervous system. Arnold, London

Levy RL, Newkirk R, Ochoa J (1979) Treating chronic relapsing Guillain-Barrè syndrome by plasma exchange. Lancet II: 259-260

Limburg PC, The H, Hummel-Tappel E, Oosterhuis HJGH (1983) Anti acetylcholine receptor antibodies in myasthenia gravis. I. Their relation to the clinical state and the effect of therapy. J Neurol Sci 58: 357-370

Lindstrom JM, Seybold ME, Lennon VA, Whittingham S, Duane DD (1976) Antibody to acetylcholine receptor in myasthenia gravis: prevalence, clinical correlates, and diagnostic value. Neurology 26: 1054-1059

Lindstrom JM, Campbell M, Nave B (1978) Specificities of antibodies to acetylcholine receptors-Muscle Nerve 1: 140-145

Lisak, RP (1984) Plasma exchange in neurologic diseases. Arch Neurol 41: 654-657

Lisak RP, Abramsky O, Schotland DL (1979) Plasmapheresis in the treatment of myasthenia gravis: Preliminary study in 21 patients. In: Daun PC (ed) Plasmapheresis and the immunobiolog of myasthenia gravis. Houghton Mifflin, Boston, pp 209-215

Lockwood CM, Worlledge S, Nicholas A, Cotton C, Peters DK (1979) Reversal of impaired splenic function in patients with nephritis or vasculitis (or both) by plasma exchange. N Engl J Med 300: 524

Lowry OH, Rosebrough NJ, Farr AL, Randall RJ (1951) Protein measurement with the folinphenol reagent. J Biol Chem 193: 265-275

Malchesky PS, Asanuma Y, Zawicki I et al. (1980) On-line separation of macromolecules by membrane filtration with cryogelation. Artif Organs 4: 205-206

Mandy WJ, Nisonoff A (1963) Effect of reduction of several disulfide bonds on the properties and recombination of univalent fragments of rabbit antibody. J Biol Chem 238: 206-213

McCombe PA, Pollard JD, McLeod JG (1987) Chronic inflammatory demyelinating polyradiculoneuropathy. Brain 110: 1617-1630

McCune MA, Winkelmann RK, Osmundson PJ, Pineda AA (1983) Plasma exchange: a controlled study of the effect in patients with Raynaud's phenomenon and scleroderma. J Clin Apheresis 1: 206-214

Mertens HG, Balzereit F, Leipert H (1969) The treatment of myasthenia gravis with immunosuppressive agents.Eur Neurol 2: 321-329

Messerschmidt GL, Henry DH, Snyder HW jr et al. (1988) Protein A immunoadsorption in the treatment of malignant disease. J Clin Oncol 6: 201-212

Meyer B-U, Benecke R, Göhmann M, Zipper S, Conrad B (1987) Möglichkeiten und Grenzen der Bestimmung zentraler motorischer Leitungszeiten beim Menschen. Z EEG EMG 18: 165-172

Mittag T, Kornfeld P, Tormay A, Woo C (1976) Detection of anti-acetylcholine receptor factors in serum and thymus from patients with myasthenia gravis. N Engl J Med 294: 691-694

Murabayashi S, Omokawa S, Takaoka T, Malchesky PS, Nose Y (1987) Biocompatibility in membrane plasmapheresis: the necessity of global understanding. In: Oda T, Shiokawa Y, Inoue N (eds) Therapeutic plasmapheresis, Vol VI. ISAO Press, Cleveland, pp 27-43

Newsom-Davis J (1979) Plasma exchange in myasthenia gravis. Plasma Ther 1: 17-31

Nikolay J, Braun J, Druschky KF, Greiling HW, Gessler U (1987) Klinische Erfahrung mit der Immunadsorption bei Myasthenia gravis und Polyradikuloneuritis. Nieren Hochdruckkrankh 11: 455-460

Nisonoff A, Wissler FC, Lipman LN, Woernley DL (1960) Separation of univalent fragments from the bivalent rabbit antibody molecule by reduction of disulfide bonds. Arch Biochem Biophys 89: 230-244

Oh SJ (1978) Subacute demyelinating polyneuropathy responding to corticosteroid treatment. Arch Neurol 35: 509-516

Oosterhuis HJGH (1984) Myasthenia gravis. Churchill Livingstone, Edinburgh

Osterman PO, Lundemo G, Pirskanen R, Fagius J, Pihlstedt P, Siden A (1984) Beneficial effects of plasma exchange in acute inflammatory polyradiculoneuropathy. Lancet II: 1296-1298

Patrick J, Lindstrom J (1973) Autoimmune response to acetylcholine receptor. Science 180: 871-872

Patten E (1986) Therapeutic plasmapheresis and plasma exchange CRC Crit Rev Clin Lab Sci 23: 147-175

Peterson EA (1970) Cellulosic ion exchangers. In: Work TS, Work E (eds) Laboratory techniques in biochemistry and molecular biology, Vol 2, Part II. North Holland, Amsterdam

Pinching AJ, Peters DK, Newsom-Davis J (1976) Remission of myasthenia gravis following plasma exchange. Lancet II: 1373-1375

Pineda AA (1985) Apheresis controlled trials: the need for sham procedures-Plasma Ther Transfus Technol 6: 777-780

Pollard JD, McLeod JG, Gatenby P, Kronenberg H (1983) Prediction of response to plasma exchange in chronic relapsing polyneuropathy. J Neurol Sci 58: 269-287

Pollard JD (1987) A critical review of therapies in acute and chronic inflammatory emyelinating polyneuropathies-Muscle Nerve 10: 214-221

Prineas JW, McLeod JG (1976) Chronic relapsing polyneuritis. J Neurol Sci 27: 427-458

Rao VS, Grodzicki RL, Mitchell MS (1979) Specific in vivo inhibition of macrophage receptors for cytophilic antibody by soluble immune complexes. Cancer Res 39: 174-182

Ratnam M, Le Nguyen D, Rivier J, Sargent P, Lindstrom J (1986) Transmembrane topography of the nicotinic acetylcholine receptor: immunochemical tests contradict theoretical predictions based on hydrophobicity profiles. Biochemistry 25: 2633-2643

Reis G von, Liljestrand A, Matell G (1966) Treatment of severe myasthenia gravis with large doses of ACTH. Ann NY Acad Sci 135: 409-416

Rifle G, Tanter Y, Mousson C, Cabanne JF, Chalopin JM (1986) Hazards of plasma exchange: experience of a single center. First International Congress World Apheresis Association. Abstracts, p 50

Roberts WH, Domen RE, Wanger GP, Kennedy MS (1983) Acute copper deficiency in patients undergoing plasma exchange. In: Nosé Y, Malchesky PS, Smith JW, Krakauer RS (eds) Plasmapheresis. Raven Press, New York, pp 395-398

Rodnitzky RL, Goeken JA (1982) Complications of plasma exchange in neurological patients. Arch Neurol 39: 350-354

Rosengren J, Pahlman S, Glad M (1975) Hydrophobic Interaction Chromatography on non-charged Sepharose derivatives. Biochim Biophys Acta 412: 51-61

Roitt I, Brostoff J, Male D (1985) Immunology. Gower, London

Saida T, Saida K, Silberberg DH, Brown MJ (1982) In vivo demyelinating activity of sera from patients with Guillain-Barré syndrome. Ann Neurol 11: 69-75

Salinas, FA, Hanna MG jr (eds) Immune complexes and human cancer. In: Contemporary topics in immunobiology, Vol 15. Plenum Press, New York

Samtleben W, Hillebrand G, Krumme D, Gurland HJ (1980) Membrane plasma separation: clinical experience with more than 120 plasma exchanges. In: Sieberth HG (ed) Plasma exchange. Schattauer, Stuttgart, pp 175-178

Sanaka T, Kubo K, Suzuki T et al. (1983) Complications associated with plasma exchange. In: Oda T (ed) Therapeutic plasmapheresis, Vol II Schattauer, Stuttgart, pp 585-589

Sanders ME, Koski CL, Robbins D (1986) Activated terminal complement in cerebrospinal fluid in Guillain-Barré syndrome and multiple sclerosis. J Immunol 136: 4456-4459

Sato T, Nishimiya J, Arai K, Anno M, Yamawaki M, Kuroda T, Inagaki K (1984) Selective removal of anti-acetylcholine receptor antibodies in sera from patients with myasthenia gravis in vitro with a new immunosorbent. In: Oda T (ed) Therapeutic Plasmapheresis, Vol III. Schattauer, Stuttgart, pp 565-568

88

Scheidegger JJ (1955) Une micro-méthode de l'immuno-électrophorése. Int Arch Allergy 7: 103-110

Schmidt RE, Deicher H (1983) Indikationen zur Anwendung intravenöser Immunglobuline. Dtsch Med Wochenschr 108: 227-231

Schmitt E, Behm E, Buddenhagen F et al. (1988) Immunoadsorption (IA) versus plasma exchange (PE) in multiple sclerosis - First results of a double blind controlled trial. In: Rock G (ed) Apheresis. Alan R. Liss, New York

Schröder JO, Euler HH (1988) Antibody rebound secondary to antibody depletion: experimental evidence and clinical consequences. In: Rock G (ed), Apheresis Alan R. Liss, New York, im Druck

Schumacher CH, Roth P (1912) Thymektomie bei einem Fall von Morbus Basedowi mit Myasthenie. Mitteilung Grenzgeb Med Chir 25: 746-765

Schwab PJ, Fahey JL (1960) Treatment of Waldenstrom's macroglobulinemia by plasmapheresis. N Engl J Med 263: 574-579

Seki K, Sato T, Komiya T, Ishigaki Y, Kagamihara Y, Tsuda H (1987) Immunodasorption of acetylcholine-receptor antibodies in myasthenia gravis. In: Oda T, Shiokawa Y, Inoue N (eds) Therapeutic Plasmapheresis, Vol VI. ISAO Press, Cleveland, pp 367-370

Sela M, Mozes E (1966) Dependence of the chemical nature of antibodies on the net electrical charge of antigens. Biochemistry 55: 445-452

Sela M, Mozes E, Shearer GM, Karniely Y (1970) Cellular aspects of the inverse relationship between the net charge of immunogens and of antibodies elicited. Proc Natl Acad Sci 67: 1288-1293

Shibuya N, Shirabe S, Nagasato K, Kanazawa H, Kihara M (1985) Immunoadsorbent plasma perfusion therapy in patients with neuro-immunological disorders. In: Oda T (ed) Therapeutic plasmapheresis, Vol IV. Schattauer, Stuttgart, pp 165-169

Shibuya N, Nagasato K, Shibayama K, Kanazawa H (1987) Immunoadsorption therapy in neurologic diseases: Myasthenia gravis, multiple sclerosis, and Guillain-Barré syndrome. In: Oda T, Shiokawa Y, Inoue N (eds) Therapeutic plasmapheresis, Vol VI ISAO Press, Cleveland, pp 122-128

Sieberth HJ, Glöckner WM, Kierdorf H (1980) Cascade filtration for separating plasma proteins of different molecular weights. Proc EDTA 17: 347-352

Simpson JA (1960) Myasthenia gravis: a new hypothesis. Scott Med J 5: 419-436

Skoog WA, Adams WS (1959) Plasmapheresis in a case of Waldenstrom's macroglobulinaemia. Clin Res 7: 96-99

Smolens J, Stokes J, Vogt AB (1957) Human plasmapheresis and its effect on autoantibodies. J Immunol 79: 434-439

Sprenger KBG, Kratz W, Huber K, Franz HE (1983) On the quantification of plasma exchange: biological and economical considerations. In: Klinkmann H, Ahrenholz P, Biester FD, JM Courtney, Falkenhagen D, Gaylor JD (eds) Proc. Intern. Symp. on Kinetic Modelling in Artificial Organs. ISAO Press, Rostock, pp 214-218

Sprenger KBG, Rasche H, Franz HE (1984) Membrane plasma separation: Complications and monitoring. Artif Organs 8: 360-363

Sprenger KBG (1985) Plasmapherese. Habilitationsschrift, Düsseldorf

Sprenger KBG (1987) Plasmaaustauschtherapie. Antrittsvorlesung, Düsseldorf

Sterz R, Hohlfeld R, Rajki K, Kaul M, Heininger K, Peper K, Toyka KV (1986) Effector mechanisms in myasthenia gravis: end-plate function after passive transfer of IgG, Fab, and F(ab')2 hybrid molecules. Muscle Nerve 9: 306-312

Steward MW, Steensgard J (1983) Antibody affinity: thermodynamic aspects and biological significance. CRC Press, Boca Raton

Stockinger B, Lemmel E-M (1978) Fc receptor dependency of antibody mediated feedback regulation: on the mechanism of inhibition Cell. Immunol 40: 395-403

Stöhr M, Bluthardt M (1984) Atlas der klinischen Elektromyographie und Neurographie.Kohlhammer, Stuttgart

Stoffel W, Greve V, Borberg H (1981) Application of specific extracorporeal removal of low density lipoprotein in familial hypercholesterolaemia. Lancet II: 1005-1007

Sturgill BC, Worzniak MJ (1970) Stimulation of proliferation of 19S antibody-forming cells in the spleens of immunized guinea-pigs after exchange transfusion. Nature 228: 1304-1305

Sugiyama H, Benda P, Meunier J, Changeux JP (1973) Immunological characterisation of the cholinergic receptor protein from Electrophorus electricus. FEBS Lett 35: 124-128

Sutton DMC, Cardella CJ, Uldall PR, Deveber GA (1981) Complications of intensive plasma exchange. Plasma Ther 2: 19-23

Sutton DMC (1986) Complications of therapeutic plasma exchange (TPE) - the Canadian experience. First International Congress World Apheresis Association (Abstracts) p 49

Szpirt W, Somnier F, Gammeltoft S (1987) Removal of anti-acetylcholine receptor antibodies by immunoadsorption to protein A column. In: Bambauer R, Malchesky PS, Falkenhagen D (eds) Therapeutic Plasma Exchange and Selective Plasma Separation. Schattauer, Stuttgart, pp 385-391

Terman DS, Durante D, Buffaloe G, McIntosh R (1977) Attenuation of canine nephrotoxic glomerulonephritis with an extracorporeal immunoadsorbent. Scand J Immunol 6: 195-202

Terman DS (1983) Immunoadsorbents in autoimmune and neoplastic diseases. Plasma Ther Transfus Technol 4: 415-433

Thomas PK, Lascelles RG, Hallpike JF, Hewer RL (1969) Recurrent and chronic relapsing Guillain-Barré polyneuritis. Brain 92: 589-606

Toyka KV, Drachman DB, Pestronk A, Kao I (1975) Myasthenia gravis: Passive transfer from man to mouse. Science 190: 397-399

Toyka KV, Becker T, Fateh-Moghadam A et al. (1979) Die Bedeutung der Bestimmung von Antikörpern gegen Acetylcholinrezeptoren in der Diagnostik der Myasthenia gravis. Klin Wochenschr 57: 937-942

Toyka KV, Löwenadler B, Heininger K, Besinger UA, Birnberger KL, Fateh-Moghadam A, Heilbronn E (1980) Passively transferred myasthenia gravis: protection of mouse endplates by Fab fragments from human myasthenic IgG. J Neurol Neurosurg Psychiatry 43: 836-840

Toyka KV, Besinger UA, Heininger K et al. (1981) Myasthenia gravis: The pathogenic role of antibodies to acetyl-choline recptor and the effect of antibody depletion. In: Borberg H, Reuther P (eds) Plasma exchange therapy. Thieme, Stuttgart, pp 172-179

Toyka KV, Augspach R, Wiethölter H et al. (1982) Plasma exchange in chronic inflammatory polyneuropathy: evidence suggestive of a pathogenic humoral factor. Muscle Nerve 5: 479-484

Toyka, KV (1984) Neurologische Indikation zur Plasmapherese. Aktuel Neurol 11: 114-117

Toyka KV, Heininger K (1986) Acetylcholin-Rezeptor-Antikörper in der Diagnostik der Myasthenia gravis. Dtsch med Wochenschr 111: 1435-1439

Toyka KV, Heininger K (1987) Humoral factors in peripheral nerve disease. Muscle Nerve 10: 222-232

Toyka KV (1987) Klinische Neuroimmunologie. VCH Verlagsgesellschaft, Weinheim

Tullis JL, Trich RJ, Bavdanza P (1971) Plateletpheresis in a disposable system. Transfusion 11: 368-377

Tsuruta Y, Maeda K, Shinzato T et al. (1983) Clinical application of improved I-02 immunosorbent column. In: Nosé Y, Malchesky PS, Smith JW (eds), Plasmapheresis ISAO Press, Cleveland, pp 149-154

Tyka WM (1984) Möglichkeiten und Grenzen der Membranplasmaseparation. Dissertation, Düsseldorf

Tzartos S, Seybold M, Lindstrom J (1982) Specificity of antibodies to acetylcholine receptors in sera from myasthenia gravis patients measured by monoclonal antibodies. Proc Natl Acad Sci USA 79: 188-192

Tzartos S, Langeberg L, Hochschwender S, Lindstrom J (1983) Demonstration of a main immunogenic region on acetylcholine receptors from human muscle using monoclonal antibodies to human receptor. FEBS Lett 158: 116-118

Underdown BJ, Goodfriend L (1970) Correlation of charge properties of human reaginic antibodies with charge of the corresponding allergens. J Immunol 104: 530-533

Vermeulen M, van der Meche FGA, Speelman JD, Weber A, Busch HFM (1985) Plasma and gamma-globulin infusion in chronic inflammatory polyneuropathy. J Neurol Sci 70: 317-326

Viets HR, Schwab RS (1960) Thymectomy for Myasthenia Gravis. Thomas, Springfield, Ill.

Vincent A (1980) Immunology of acetylcholine receptors in relation to myasthenia gravis. Physiol Rev 60: 756-824

Yamazaki Z, Fujimoto Y, Sanjo K et al. (1978) New artificial liver support system (plasma perfusion detoxification) for hepatic coma. Artif Organs 2(S): 273-276

Yamazaki Z, Fujimori Y, Takahama T et al. (1982) Efficiency and biocompatibility of a new immunosorbent. Trans Am Soc Artif Intern Organs 28: 318-323

Yamazaki Z, Fujimori Y, Iizoka I et al. Immunoadsorbent plasma perfusion in patients with rheumatoid arthritis or systemic lupus erythematosus In: Atsumi K, Maekawa M, Ota K (eds) Progress in artificial organs. ISAO Press, Cleveland, pp 708-712 (1983)

Yang B-H, Sundaram PV, Maelicke A (1981) Affinity chromatography and immunosorption with acetylcholine receptor attached to nylon tubes. Biochem J 199: 317-322

Yuill GM, Swinburn WR, Liversedge LA (1970) Treatment of polyneuropathy with azathioprine. Lancet II: 854-856

Waldmann TA, Strober W (1969) Metabolism of immunoglobulins. Progr Allergy 13: 1-110

Walker MB (1934) Treatment of myasthenia gravis with physostigmine. Lancet I: 1200-1212

Walker GL (1979) Progressive polyradiculoneuropathy: treatment with azathioprine. Aust NZ J Med 9: 184-187

Warmolts JR, Engel WK, Whitaker JN (1970) Alternate day prednisone in a patient with myasthenia gravis. Lancet II: 1198-1199

Wing EJ, Bruns FJ, Fraley DS, Segel DP, Adler S (1980) Infectious complications with plasmapheresis in rapidly progressive glomerulonephritis. JAMA 244: 2423-2426

Wood GJ, Hall GM (1978) Plasmapheresis and plasma cholesterase. Brit J Anaesth 50: 945-949

Springer-Verlag und Umwelt

Als internationaler wissenschaftlicher Verlag sind wir uns unserer besonderen Verpflichtung der Umwelt gegenüber bewußt und beziehen umweltorientierte Grundsätze in Unternehmensentscheidungen mit ein.

Von unseren Geschäftspartnern (Druckereien, Papierfabriken, Verpackungsherstellern usw.) verlangen wir, daß sie sowohl beim Herstellungsprozeß selbst als auch beim Einsatz der zur Verwendung kommenden Materialien ökologische Gesichtspunkte berücksichtigen.

Das für dieses Buch verwendete Papier ist aus chlorfrei bzw. chlorarm hergestelltem Zellstoff gefertigt und im ph-Wert neutral.